# El mito del cardio

# El mito del cardio

Lo que no te han contado
ni te quieren contar

RUBÉN ÁVILA

alienta
EDITORIAL

Alienta es un sello editorial de Centro de Libros PAPF, SLU.
Av. Diagonal, 662-664
08034 Barcelona
www.planetadelibros.com

Primera edición: marzo de 2025
Depósito legal: B. 3.518-2025
ISBN: 978-84-1344-400-0
Composición: Realización Planeta
Impresión y encuadernación: Egedsa
*Printed in Spain* - Impreso en España

*A Aga, gracias por tu empuje constante, tu paciencia, tus ideas y tu energía para seguir dando pasos hacia delante*

El mayor enemigo del conocimiento no es la ignorancia, es la ilusión de conocimiento.

STEPHEN HAWKING*

* Oxford, Inglaterra, enero de 1942-Cambridge, Inglaterra, marzo de 2018. Físico teórico, astrofísico, cosmólogo y divulgador científico británico. Sus trabajos más importantes consistieron en aportar, junto con Roger Penrose, teoremas respecto a las singularidades espaciotemporales en el marco de la relatividad general y la predicción teórica de que los agujeros negros emitirían radiación, lo que se conoce hoy en día como radiación de Hawking (o Bekenstein-Hawking). Con veintiún años, se le diagnosticó esclerosis lateral amiotrófica (ELA), enfermedad que se fue agravando hasta dejarlo casi completamente paralizado y forzándole a comunicarse a través de un aparato generador de voz. Sobrevivió cincuenta y cinco años con ELA, cuando la esperanza media de vida es de catorce meses, lo que supone algo difícil de comprender para los neurólogos.

# Sumario

## Segunda parte
# Mitos y verdades

TERCERA PARTE
**El lugar del cardio**

# Prólogo

La publicación de un nuevo libro siempre es una ocasión especial para compartir conocimientos, experiencias y reflexiones. Una oportunidad que valoramos quienes tenemos la pasión de contribuir a mejorar la calidad de vida de las personas a través del ejercicio físico y el deporte.

Muchos consideramos que la aparición del *fitness* representó un cambio muy positivo, especialmente para las personas menos aptas para las disciplinas atléticas tradicionales. El deporte está encuadrado en un entorno reglado y reglamentado. Es una práctica que es finita en el tiempo donde hay ganadores y perdedores. Es un modelo que pone el acento en ser ganador y, por tanto, es un modelo con una esencia excluyente: veintidós protagonistas en el campo de juego y cien mil espectadores en las gradas.

Por el contrario, el Health and Fitness es un modelo inclusivo por naturaleza, nadie compite contra nadie. Su finalidad es que la persona se encuentre cómoda haciendo ejercicio físico para mejorar su bienestar y su calidad de vida. Es un modelo donde todo el mundo es bienvenido. También paritario en relación con el género de quien lo practica.

Si hacemos un breve recorrido por los últimos cincuenta años, es interesante observar cómo los gimnasios se han ido adaptando a los cambios de la sociedad. Este desarrollo no sólo reconforta a los profesionales de este sector, sino que también evidencia el impacto positivo que generamos en la comunidad y la gran responsabilidad que eso conlleva. Se pueden identificar claramente cuatro etapas en esta evolución:

Antes de los años setenta:

Los gimnasios eran locales llenos de hierro y poleas. Eran espacios donde fundamentalmente se iba a construir músculo pensando que ésa era la base de la persona fuerte y poderosa. Eran lugares donde principalmente acudían los hombres jóvenes. Algunos piensan que era una reacción lógica después de haber vivido guerras mundiales y civiles. Se valoraba la figura del luchador y del superviviente, «hombres de acero». Los centros de *bodybuilding* eran sus templos.

De los años setenta a los noventa:

Las investigaciones del doctor Copper demostraron que con el ejercicio físico aeróbico disminuían los riesgos de enfermedades cardiovasculares. Aparece entonces, por primera vez, el concepto *fitness* que vincula la salud a indicadores fisiológicos. Este movimiento se ve potenciado cuando empiezan a ofrecerse las sesiones de «aerobic» con acompañamiento musical para hacerlas más atractivas. En esta etapa, el público femenino se siente atraído por esa mezcla y los centros deportivos incorporan salas para hacer sesiones dirigidas por especialistas. Los clubes de *fitness* se consolidan y se avanza hacia la inclusividad.

En los años noventa:

El concepto *wellness* marcó un nuevo progreso. Se constató que las personas que tienen un buen nivel de salud proyectan su bienestar personal en el entorno familiar, social y profesional. Se pone en valor un concepto de bienestar más holístico y menos rígido en relación con indicadores fisiológicos. Los centros añadieron zonas de agua, espacios de relación social y actividades concebidas para las personas mayores que pudieran interesar a todos los segmentos de población. Este cambio reflejó un nuevo avance hacia la verdadera inclusividad y los gimnasios se multiplican en las ciudades. Un dato curioso y también relevante: en 1994, Technogym, una de las firmas más importantes de nuestro sector a nivel mundial, decide evolucionar su marca reemplazando The Fitness Company por The Wellness Company.

Actualidad:

Hoy, los gimnasios y centros de *fitness* y *wellness* se han convertido en servicios esenciales para la sociedad.

Además, durante la crisis sanitaria, los profesionales del sector defendimos que estos centros eran parte de la solución. Espacios idóneos para mejorar el sistema inmunológico y la salud tanto física como mental. Centros donde potenciar el bienestar, la calidad de vida y la felicidad. Todo ello ha conllevado un gran incremento del nivel de responsabilidad para los especialistas que nos dedicamos a este oficio.

Este excelente trabajo de Rubén Ávila, brillante entrenador personal, es una muestra de ello. Un exponente del interés por estar a la altura de la responsabilidad y de las demandas de la actualidad. Una persona dedicada a estudiar en profundidad los contenidos, analizando el más mínimo detalle para conseguir el propósito. En este caso, el entrenamiento de la resistencia cardiovascular. Gracias a la calidad de profesionales como el autor de este libro, el Health and Fitness se ha convertido en un movimiento global que aspira alcanzar cien millones de practicantes en 2030, sólo en Europa.

JOSEP VILADOT VOEGELI,
treinta años liderando proyectos
en el sector Health and Fitness

# Prefacio

«Cardio» es una palabra, un concepto, una verdad, que acompaña a todas las personas relacionadas con el mundo del *fitness*, la preparación física, el ejercicio o la actividad física.

A pesar de ser un término poco uniforme, pues una práctica de cardio abarca multitud de formas de realizar actividad física, parece que se ha instalado la idea de que, aun sin poder darle una definición precisa, es algo que debe realizarse o que resulta fundamental en cualquier programa de entrenamiento; ya sea para mejorar la salud del corazón y el sistema cardiovascular, aumentar la resistencia entendida como una capacidad física genérica, para logar una mejora de la oxidación de grasas o como estrategia para aumentar el gasto calórico, entre otras razones.

De hecho, uno de los principales motivos que tuve para escribir este libro fue, aparte de intentar definir qué es el cardio, poder analizar todos esos beneficios que se dan por supuestos y se consideran veraces que rodean y dan credibilidad al cardio. Y no únicamente para ver si todo ello es cierto, sino también para entender, si es así, la causa o el origen de esos beneficios, y buscar, en definitiva, la manera idónea de encajar el cardio en la actividad física, razonando si realmente es indicada su práctica y si se puede considerar algo imprescindible en cuanto a la salud, la funcionalidad o la calidad motriz de las personas.

No te engañaría si te dijera que ha sido un reto recopilar toda la información reunida en este libro y poder hacer un ejercicio de evaluación sin prejuicios y con la mente abierta. No es fácil buscar el porqué de las cosas y no conformarse con las creencias generalizadas o las verdades establecidas y más si son tan ampliamente aceptadas como lo son las que rodean al cardio, que para mí es, sin lugar a duda, el gran mito en el mundo del *fitness*.

Aun así, quiero invitarte con gran entusiasmo a que, a través de las siguientes páginas, aprendas, reflexiones y saques tus propias conclusiones acerca del cardio, sin ninguna voluntad por mi parte de querer convencer ni manipular, aunque también exprese las opiniones y conclusiones que vaya sacando en cada temática expuesta.

Como dice Simon Sinek, escritor y orador motivacional creador del concepto del círculo de oro en 2009: «Sólo hay dos formas de influir en el comportamiento humano: puedes manipularlo o puedes inspirarlo», y este libro nace con la ilusión de inspirarte a ir más allá de la idea establecida del cardio actual.

Te doy una calurosa bienvenida,

Rubén Ávila

# PRIMERA PARTE

# QUÉ ES EL CARDIO

Considero que si algo no se puede definir de algún modo, no existe. Y, ante el intento de definir el cardio, es difícil lograr algo explícito y concreto, más allá de ejemplos o posibles beneficios o efectos sobre el cuerpo.

Es por ello por lo que, en esta primera parte del libro, trato de aportar una definición del cardio, así como de sentar las bases para poder considerar el cardio, como ocurriría con cualquier actividad física o método de entrenamiento, un ejercicio que potencie la salud y el nivel de *fitness* de cualquiera de nosotros.

# 1

## Cardio, salud y *fitness*

Quizá la primera imagen de una persona sana o con un buen nivel de *fitness* que te venga a la cabeza sea una en la que aparezca haciendo cardio, principalmente, corriendo. Es un mensaje que ha calado hondo en nuestra sociedad.

Pero ¿esa relación positiva que parece tan obvia y que está tan arraigada entre cardio, salud y *fitness* es real? Para poder responder a ello, primero debemos entender qué es salud, qué es *fitness* y si existe una relación positiva entre ellos y bajo qué supuestos.

Empezando por el concepto de salud, más allá de considerar la salud como la ausencia de una patología o enfermedad, según la Real Academia Española (RAE), es «un estado en que el ser orgánico ejerce normalmente todas sus funciones». Para Doug McGuff, doctor estadounidense de urgencias y coautor del libro *Body by science*, es un «estado biológico, en el cual se presenta una ausencia de enfermedad y un equilibrio entre los fenómenos de catabolismo y anabolismo»[1] Mientras que para la Organización Mundial de la Salud (OMS) se trata de «un estado de completo bienestar físico, mental y social, y no solamente la ausencia de afecciones o enfermedades».

Si se juntan estas tres definiciones, se logra un concepto que hace referencia a los tres niveles de salud y al concepto fisiológico de equilibrio entre crear y destruir, de manera que la salud queda definida como «un estado de bienestar físico, mental y social, donde el organismo ejerce con normalidad todas sus funciones y donde se presenta un equilibrio entre los fenómenos de catabolismo y anabolismo». De este modo, se tiene en cuenta que la salud debe conllevar bienestar físico, mental, emocional y social.

Aparte, la salud también es un estado donde el organismo funciona de forma correcta y armónica de modo que equilibra sus procesos catabólicos o destructivos y anabólicos o generadores. Un exceso de los primeros producirá desgaste o exceso oxidativo, mientras que un anabolismo excesivo puede producir trastornos hormonales y de composición corporal, como es el caso de desarrollar enfermedades como la diabetes tipo 2 o la obesidad.

En el caso de la palabra anglosajona *fitness* es complejo encontrar una definición estandarizada en castellano, pues la RAE no la contempla. De todos modos, para el propio doctor Doug McGuff, *fitness* sería «el estado corporal de ser fisiológicamente capaz de manejar los desafíos que se encuentran por encima de un reposado umbral de actividad». Según la *Enciclopedia Oxford*, es un «conjunto de ejercicios gimnásticos especialmente indicados para conseguir y mantener un buen estado físico», y, si buscamos por la red, aparece en Wikipedia que el *fitness* es la «capacidad de practicar ciertas actividades físicas, ocupaciones y actividades cotidianas. Una buena forma física por lo general se adquiere como resultado de una nutrición adecuada, la práctica de ejercicio físico y un descanso apropiado».

Seguramente, la definición del doctor McGuff sea la más concreta, ya que, al referirse a «conjunto de ejercicios gimnásticos» o «ciertas actividades físicas, ocupaciones o actividades cotidianas», las otras dos definiciones parecen utilizar elementos poco precisos o específicos, pues no se concreta qué protocolos de actuación se deberían llevar a cabo a la hora de realizar dichas actividades.

Así, la relación positiva entre el *fitness* y la salud, aunque importante, no es obvia. De hecho, si en el plano físico se considera que la salud es el bienestar del organismo con una correcta funcionalidad de manera que los procesos catabólicos y anabólicos estén equilibrados, y el *fitness* como la capacidad de hacer frente a retos atléticos, uno se dará cuenta de que la mejora de uno no implica la del otro. Es decir, una persona puede mejorar su estado de salud, pero no necesariamente su nivel de *fitness* al no desarrollar paralelamente una mayor habilidad o un mejor rendimiento a la hora de realizar actividad física. Y también nos podemos encontrar un caso antagónico, como aquella persona que aumenta su nivel de *fitness*, pero no necesariamente su salud al padecer lesiones o dolores de forma más o menos recurrente. Este último caso suele ser recurrente entre los deportistas de élite, por ejemplo.

Entonces, ¿cómo se puede relacionar salud con *fitness*? La respuesta viene dada por otro concepto anglosajón llamado *physical fitness*. Traducido burdamente como el «*fitness* físico», consta de seis puntos:

1. Mejora de la fuerza.
2. Mejora de la densidad y el crecimiento óseo.
3. Mejora de la resistencia cardiovascular.
4. Mejora de la movilidad articular.
5. Mejora de la composición corporal.
6. Disminución del riesgo lesivo.

La relación entre estos seis puntos que caracterizan el *fitness* físico y la salud es clara, pues se puede asegurar que, si aumenta uno, el otro también lo hará (siempre desde el plano físico de la salud).

En definitiva, se podrá afirmar que el cardio es un sinónimo de mejora en tanto que salud física y nivel de *fitness* de una persona, siempre que cumpla con los seis puntos del *fitness* físico, tanto de mejora de las propiedades funcionales y estructurales del cuerpo, como de disminución de riesgo lesivo, que, en este caso, se traslada a una voluntad de minimizar los potenciales riesgos para el cuerpo y sus tejidos, tanto a corto como a largo plazo.

¿Acaso el cardio cumple con todo ello? Lo veremos en este libro.

# 2

## Definir el cardio

El concepto de cardio nace como una referencia directa al entrenamiento definido como «aeróbico» y con una supuesta incidencia directa sobre el sistema cardiovascular.

Fue el doctor Kenneth Cooper* quien introdujo, en 1968, el concepto de «aeróbica» en su libro *Aerobics*. En él, profundizó acerca del entrenamiento en carrera para mejorar la salud del sistema cardiovascular, abogando por actividades de baja intensidad, a modo de carrera continua, denominado *steady state* en inglés.

Cometió un error que aún sigue vigente en el mundo del entrenamiento y la actividad física en pleno siglo XXI,

* Kenneth H. Cooper, nacido en marzo de 1931 en Oklahoma, Estados Unidos, es doctor en Medicina y coronel de la Fuerza Aérea de Estados Unidos. Se le conoce por ser el autor del libro *Aerobics* en 1968 y *The New Aerobics* en 1970, donde diseñó un método para mejorar el sistema cardiovascular y disminuir la mortalidad de la población estadounidense por enfermedades cardiovasculares. Durante su carrera militar creo el test de Cooper, una forma sencilla y rápida de evaluar la condición física de un grupo de personas a la vez, mediante una carrera a la mayor velocidad posible durante doce minutos para contabilizar después los metros alcanzados para, posteriormente, obtener el valor de $VO_2$ MÁX a través de la fórmula: «$VO_2MAX = 22{,}351 \cdot$ (distancia recorida en kilómetros) $- 11{,}288$».

el creer que las mejoras del sistema cardiovascular provienen de la propia actividad y no de la musculatura implicada. De hecho, en esa misma época, el fundador de Nautilus y creador de las primeras máquinas isotónicas destinadas al trabajo de fuerza, Arthur Jones,* desarrolló sus estudios sobre el entrenamiento a alta intensidad y el trabajo de fuerza mediante contracciones excéntricas (aquéllas donde la musculatura se contrae, pero se logra producir una elongación en el músculo, por ser la fuerza externa superior a la muscular).

Los resultados de las investigaciones de Arthur Jones fueron obviados por Cooper, en su afán de creer en esa incidencia directa de la carrera continua sobre el sistema aeróbico y cardiovascular, que ganó gran aceptación y popularidad a mediados de los años sesenta. De esta manera, se asentó en la industria del *fitness* el conocido como *steady state*, o la carrera continua a baja intensidad, como la principal recomendación de cara a mejorar «la salud del sistema aeróbico».

En este sentido, Cooper introdujo la noción de la «aeróbica» como sinónimo de «cardiovascular», en un intento de crear una forma de entrenamiento o actividad física que aislara el sistema metabólico aeróbico, cuyos beneficios para la salud se trasladarían al sistema cardiovascular. En gran medida, tenía razón, aunque tales mejoras eran indirectas, con

* Aunque ya en el año 1741 se constató la creación del primer equipo para realizar ejercicio físico por parte del médico francés Nicolas Andry, se considera que el verdadero creador de las primeras máquinas e impulsor del primer gimnasio equipado con máquinas, en 1890, es el médico ortopedista sueco Gustav Zander. La diferencia de estas máquinas con las máquinas isotónicas de Arthur Jones era que tenían un alto grado de automatización (primero a vapor y luego eléctrico), al creer que el beneficio muscular se obtenía al flexionar y extender sus fibras, de forma asistida y no mediante esfuerzo.

origen en las adaptaciones musculares (sobre todo, del tren inferior) y no de forma directa o aislada sobre el sistema cardiovascular.

Aunque se empieza a entender que los razonamientos de Cooper no eran correctos, como se han publicado multitud de estudios que parecían confirmar esta premisa de mejora del comportamiento o de la función del sistema cardiovascular (centrándose en el corazón), a través de un entrenamiento específico como el propuesto por Cooper, se ha asimilado que «aeróbico» equivale a «acondicionamiento cardiovascular» y, por simplificación, a «cardio».[1]

## 2.1. Intentar definir el cardio

La definición de cardio se relaciona con el conjunto de ejercicios que buscan estimular y fortalecer el sistema cardiovascular o con actividades que tienen una incidencia directa en la mejora de la función y el desempeño del corazón, los pulmones y el sistema circulatorio. Sin embargo, esta línea argumental carece de sentido, como veremos al tratar la relación del cardio con el sistema cardiovascular.

También se suele tener en mente el cardio como la actividad que aumenta la frecuencia cardíaca y la respiración durante el uso de grandes grupos musculares de forma repetitiva y rítmica. Si realmente eso fuera así, toda actividad física, a excepción de realizar isométricos, se podría llegar a catalogar como cardio y, por lo tanto, no puede ser una definición ni un argumento válido.

Por otro lado, buscar la definición de cardio en el paraguas del «entrenamiento aeróbico» tampoco es útil. Sin entrar en valoraciones de la idoneidad de las palabras aeróbico o anaeróbico, pues se pueden confundir con el uso de ciertas vías de obtención de energía, esa clasificación, más que ser una definición, es un indicador de la intensidad del entrenamiento o la actividad realizada. Es decir, siendo el $VO_2$ MÁX la cantidad máxima de oxígeno que puede absorber una persona, se relaciona el máximo esfuerzo que podemos realizar con un cien por cien de ese $VO_2$ MÁX, que se obtiene mediante una prueba de esfuerzo o ciertas fórmulas teóricas. Con ello, un trabajo muy exigente, dispuesto como anaeróbico, se sitúa en valores superiores al 75 por ciento del $VO_2$ MÁX, y un trabajo aeróbico es aquel que presenta valores inferiores.

Se podrían aportar más ejemplos, pero como, en definitiva, no hay una definición clara o con sentido de lo que es el cardio, se puede optar por buscar una descripción de sus diferentes formas, como son el cardio sin impacto, cardio de bajo impacto, cardio de alto impacto y el concepto de circuito por estaciones, como el HIIT, el Cross Training, el CrossFit o la Spartan Race.

### 2.1.1. El cardio sin impacto

Se relaciona el cardio sin impacto con la natación, los ejercicios acuáticos y actividades como montar en bicicleta. Aquellas actividades cíclicas que suben las pulsaciones y el ritmo respiratorio y que no presentan contacto con el suelo por parte de las extremidades corporales.

De esta forma, la actividad en la bicicleta estática y la natación suelen ser los trabajos comúnmente asociados a las rehabilitaciones postraumáticas. O para intentar limitar el desgaste articular al practicar actividad física, puesto que, al evitar el impacto contra el suelo, el escenario de fuerzas para el paciente es mucho más liviano en cuanto a picos de magnitud de dichas fuerzas.

### 2.1.2. El cardio de bajo impacto

Las actividades que se le asocian suelen ser las caminatas, el senderismo o la danza aeróbica, definiendo el cardio de bajo impacto en este caso como «cualquier actividad aeróbica durante la cual se mantiene un pie en el suelo en todo momento», añadiendo el hecho de que «el que sea de bajo impacto no necesariamente indica que sea de menor intensidad».

Es muy importante entender que, aunque se indique que es de bajo impacto porque se interpreta que el lastre o la inercia para generar movimiento es menor, o por el hecho de tener siempre un pie en el suelo, puede que no acabe siendo así. Aunque se eviten recepciones más agresivas, como las recepciones al saltar, la acumulación de esfuerzos en forma de numerosos impactos con el peso corporal como lastre puede llegar a ser potencialmente lesivo, sobre todo a medio o largo plazo, afectando al tejido conectivo o articular.

### 2.1.3. El cardio de alto impacto

Las actividades de cardio de alto impacto se suelen relacionar con aquellas actividades que se caracterizan por, en general, «tener los dos pies fuera del contacto con el suelo en algún momento, implicando un mayor esfuerzo sobre el sistema cardiovascular». Se les presupone, además, que «implican una lucha contra la gravedad durante toda la rutina, lo que requiere el esfuerzo de muchos grupos musculares».

Se puede pensar que por el hecho de que haya alto impacto se logra una mejor adaptación al esfuerzo del sistema cardiovascular, un fortalecimiento óseo y un mayor trabajo muscular. Si bien es cierto que el tejido muscular recibe un grado de estímulo que tiende a ser elevado en cuanto a exigencia energética y de generación de fuerza, normalmente en forma de picos debido a las aceleraciones y frenadas generadas, que éste sea suficiente o deficitario para provocar mejoras siempre resultará un tanto aleatorio.

Además, resulta que trabajar en base a recepciones o frenadas implica un descontrol sobre las magnitudes de las fuerzas con las cuales se interactúa, y se corre un mayor riesgo del desgaste de los tejidos articulares y un mayor estrés oxidativo,* que puede llevar a enfermedades metabólicas o envejecimiento prematuro articular.

### 2.1.4. El cardio en un circuito de estaciones

Se ponen cuatro ejemplos del formato de cardio por estaciones de trabajo, donde se suelen marcar unos tiempos de trabajo y otros de descanso, o donde se deben superar ciertos retos atléticos, con movimientos de menor o mayor complejidad técnica. Estos cuatro ejemplos son el HIIT, el Cross Training, el CrossFit y la Spartan Race.

* El estrés oxidativo lo conforman los procesos metabólicos que desencadenan un aumento de los niveles de glucosa y ácidos grasos libres en sangre por encima de lo saludable, que llevan a la disfunción del endotelio y generan un exceso de oxígeno ($O_2$) que disminuye, a su vez, la disponibilidad del óxido nítrico (NO), que regula el tono vascular inhibiendo la actividad plaquetaria, la adhesión de los leucocitos y la proliferación de las células de músculo liso en el endotelio. El estrés oxidativo también aumenta la presencia de tejidos que liberan citoquinas proinflamatorias, como el tejido adiposo, junto con una merma de las antiinflamatorias, como el tejido muscular esquelético.

### *2.1.4.1. El HIIT* (High Intense Interval Training)

Esta modalidad de entrenamiento se ha ido extendiendo velozmente, ya que es una manera vistosa de entrenar mediante un circuito de estaciones donde se alternan diferentes ejercicios de mayor o menor complejidad técnica, usando diferente material y fomentando la subida y la bajada de pulsaciones, a través del diseño de períodos de trabajo y de descanso concatenados. Aunque también hay opciones donde se marca como objetivo la realización de determinado número de repeticiones.

Se busca con ello un alto estrés metabólico, la generación de daño tisular en mayor o menor grado y la realización de elementos con un elevado porcentaje de habilidad técnica o incluso llegar a competir tanto con uno mismo como en grupo. También hay veces que, como en el CrossFit, hay modalidades de HIIT que se pueden considerar un deporte.

Tampoco hay que obviar el componente social que tienen este tipo de actividades en cuanto a la sensación de pertenencia a un grupo o colectivo, así como aspectos psicológicos relacionados con la mejora de la autoestima y la evasión del día a día.

Son actividades que logran cambios evidentes en el cuerpo, mejoran la autoestima, despiertan el elemento competitivo y de autosuperación, crean comunidad y, a la postre, fácilmente crean adeptos y seguidores. No obstante, no dejan de tener un porcentaje de potencial riesgo lesivo alto para los tejidos, a causa de la inclusión de elementos técnicamente complejos a máximo esfuerzo y lastre, y por buscar el límite competitivo o no controlar las aceleraciones que, a la postre, hace que se interactúe con fuerzas de magnitud aleatoria.

En este sentido, cabe recordar que siempre hay personas que no sufren daño alguno por sus elevadas prestaciones o cualidades atléticas, pero que no dejan de ser una minoría estadística que no representa a la mayoría de la población. Aunque, paradójicamente, esas contadas personas acaban siendo los modelos del resto de participantes y se convierten en referentes para la población.

### *2.1.4.2. El Cross Training*

El Cross Training es un concepto de entrenamiento de éxito, del que incluso hay formaciones para especializarse en él. Para entender su origen y lo que representa, nada mejor que citar la argumentación ofrecida en el libro *Body by Science* sobre este tema, que dice lo siguiente:

> Otro mito del cual los entrenadores (y los atletas) necesitan deshacerse es de la noción de Cross Training. La idea de que practicar técnicas que se usan en un deporte, de alguna manera, mejorarán las técnicas específicas requeridas para otro deporte para nada está apoyada científicamente. El término Cross Training fue acuñado originalmente por Nike como herramienta de marketing para promover una línea en particular de calzado deportivo. Surgió como resultado de las lesiones que ocurrieron durante la locura de la carrera en los años setenta y a principios de los años ochenta, cuando los atletas de deportes calmados y continuos sobreentrenaban, pero seguían realizando *footing* porque habían desarrollado una obsesión por esta actividad. Se lesionaban tanto que ya no podían continuar corriendo sin agravar sus dolores de espinilla (o sus problemas de rodilla o de cadera). También fue durante este período cuando ganaron popularidad las clases de aerobic y los triatlones.
>
> Ante este panorama, Nike decidió elaborar una línea de calzado Cross Training, cuyo concepto era que el atleta podía

mantener su «condición aeróbica» participando en otro deporte y no agravar la lesión por sobreentrenamiento que había sufrido como consecuencia del *footing* (así, mientras permitía que una lesión por sobreentrenamiento supuestamente descansara, podía empezar a trabajar en otra lesión por sobreentrenamiento en otra zona de su cuerpo). La compañía produjo un tipo de calzado que podía usarse para correr, para clases de aerobic, para jugar al tenis, al baloncesto e incluso para entrenar con pesas en el gimnasio. Era una zapatilla multifuncional elaborada a partir de esta noción de Cross Training, que se presentó como una forma de «descanso activo» (lo cual es una contradicción en sí misma) para el cuerpo también destinada a paliar la neurosis de los corredores por estar continuamente haciendo algo.

[...] Derivado de este concepto surgió la creencia de que el Cross Training también podía funcionar bien para el entrenamiento de la técnica. Esta noción se popularizó, en particular, en deportes como el BMX, donde se pensó que el Cross Training con motocross o con ciclismo de descenso produciría beneficios. La explicación era que, cuando volviera a la pista de BMX, que en general es una pista llana, se desplazaría a menor velocidad. Se creía que el tiempo de reacción del corredor habría mejorado y todo le parecería ir más lento, de manera que así aumentaría el rendimiento, porque el atleta había realizado Cross Training con otros deportes similares, pero diferentes.

Mientras tanto, todos los datos científicos legítimos acerca del aprendizaje motor indicaban claramente que todo lo que hiciera el atleta que resultase similar al deporte actual, pero no idéntico, daría lugar a una serie de técnicas similares que progresarían en paralelo con la serie de técnicas realmente requeridas y que, por lo tanto, simplemente crearían confusión en la serie de técnicas. Aunque no había necesidad de mencionar nada de esto en la campaña publi-

> citaria de un fabricante de calzado. Después de todo, el trabajo de los vendedores no era vender ciencia: su trabajo era exaltar y mantener vivo un mercado con visos de desaparecer debido al número de lesiones que había producido el *footing*. No querían que todo el mundo colgara esas caras zapatillas de correr. Necesitaban, de algún modo, mantener las ventas, y la solución pasaba por esta noción de Cross Training.
>
> En otros campos, estos conceptos claramente falsos no ganan credibilidad. Por ejemplo, no verá a pianistas profesionales apuntados a clases de mecanografía con la creencia de que, haciendo eso, se convertirán en mejores pianistas. El folklore del deporte todavía no ha afectado al mundo de la música. Repetimos: si desea mejorar su técnica en un deporte específico, necesita practicar la técnica requerida para ese deporte, y punto.[2]

Además de la interesante pincelada y el alegato final sobre lo que es una transferencia negativa, tema que se tratará más adelante al estudiar la relación del cardio con las transferencias entre ganancias propias del entrenamiento y el momento de plasmar rendimiento en una actividad o un deporte, en este largo fragmento de *Body by Science* se plasma cómo se puede crear una tendencia, un deporte o una creencia popular a partir de un interés mercantil.

Esta generación de adeptos y creencias populares (avaladas muchas veces por algunos profesionales y estudios) es algo que se observa de forma recurrente en el mundo del *fitness*. Es altamente llamativo cómo calan en el pensamiento popular y profesional verdades establecidas bajo criterios de marketing o de generación de negocio, plenamente lícitos, por otro lado, pero muchas veces con pobres argumentos fisiológicos o biomecánicos. Incluso generando confusión respecto a beneficios y potenciales riesgos relacionados con este tipo de actividades.

Quiero comentar a título personal que también sorprende cómo las personas aceptan este tipo de manipulaciones y falsas verdades, pues no se suele tener la inquietud y la paciencia de contrarrestar los *inputs* informativos que les llegan y se dejan llevar por las modas o tendencias del momento, los eslóganes o los mensajes cliché.

### *2.1.4.3. El CrossFit*

En 1974, un estudiante universitario de dieciocho años llamado Greg Glassman creó un programa de entrenamiento basado en los movimientos desarrollados por los atletas con los que trabajaba en varios gimnasios del sur de California, en Estados Unidos, a alta intensidad, en cuanto al cansancio generado. Había nacido el CrossFit.

A esos programas de trabajo, Greg los solía bautizar con nombres de mujeres en referencia a huracanes y otros con nombres de héroes militares, policías o bomberos estadounidenses, a modo de homenaje. Lo curioso del caso es que, aunque parezca increíble, de ahí surge la creencia de que el CrossFit es un método de entrenamiento basado en ejercicios de cuerpos militares, policiales y de bomberos ejecutados a alta intensidad.

Partiendo de la idea inicial de Greg Glassman, se ha desarrollado un modo de entrenamiento que conecta movimientos de diferentes disciplinas, tales como la halterofilia, el entrenamiento metabólico asociado con las bruscas subidas y bajadas de pulsaciones para un mayor estrés metabólico del cuerpo, la gimnasia o la calistenia, agrupados en los llamados WOD (*Workout of the Day*, o trabajo para hoy, en castellano). Consisten en acometer un programa de ejercicios o estaciones de trabajo, en un tiempo determinado, realizando un número concreto de vueltas al circuito o un número concreto de repeticiones.

Se puede ejecutar de manera individual o en grupo, y las sesiones suelen durar una hora, con un repertorio de movimientos muy variado que trata de adaptar la dificultad técnica en función del nivel de cada participante o grupo.

Practicar en grupo o rodeado de otros practicantes, aunque se esté entrenando de forma individual, es algo muy relevante para el CrossFit, puesto que la pertenencia al colectivo, la sensación de formar parte de esa tribu o familia, así como la comunión que se suele generar, es lo que crea adictos al CrossFit. Eso, sin duda, le ha ayudado a ser una marca comercial de gran éxito mundial.

Como ya se indicó al presentar el modelo HIIT, el CrossFit ha acabado convertido en un deporte o una actividad competitiva. Cada año empieza una nueva temporada, llamada Open, en la que cualquier persona puede inscribirse para competir durante cinco semanas en cinco sesiones de entrenamiento, cuyas puntuaciones avaladas por un instructor certificado por CrossFit se publican en la página oficial de CrossFit Games.

Los mejores clasificados pasan a competir en el Masters de los CrossFit Games, donde se reúne la élite de este deporte. La dimensión del Open alcanza cotas de participación muy considerables puesto que, por ejemplo, en 2014 participaron en torno a 209.000 atletas de todo el mundo.

### *2.1.4.4. La Spartan Race*

La Spartan Race es una carrera de obstáculos, de distancias diversas y dificultades varias, que se realizan en treinta países, pero, principalmente, en Estados Unidos.

Su origen data de 2007 y fue fundada por el americano Joe De Sena como una carrera de resistencia más manejable, accesible y capaz de completarse que su predecesora, el ultramaratón Badwater, conocido también como la «carrera de la muerte», de más de cuarenta y ocho horas de duración. El primer evento se llevó a cabo en 2010 en la ciudad de Burlington, en el estado estadounidense de Vermont, donde aproximadamente quinientos competidores tuvieron que correr, gatear, saltar y nadar para superar así una serie de obstáculos variados.

En 2012, Raptor Consumer Partners invirtió en su desarrollo y, al año siguiente, Reebok se convirtió en el patrocinador principal del evento, pasándose a conocer desde entonces como Reebok Spartan Race Series. En 2015, se fundó el Spartan Agoge, que fue descrito como un evento de entrenamiento y pruebas físicas, tácticas y mentales de equipo, de sesenta horas de duración, que se realiza en Vermont dos veces al año.

Las diferentes pruebas del programa de una Spartan Race se realizan siempre sobre terreno accidentado o no uniforme y varía su distancia y el número de obstáculos que se deben superar. El repertorio reúne la Spartan Sprint, formada por entre 20 y 25 obstáculos a lo largo de tres a cinco millas (entre cinco y ocho kilómetros), la Spartan Super, de 25 a 30 obstáculos a lo largo de ocho a diez millas (entre doce y dieciséis kilómetros), la Spartan Beast, de 30 a 35 obstáculos repartidos a lo largo de doce a catorce millas (entre diecinueve y veintidós kilómetros), la Spartan Ultra, con 60 obstáculos en treinta millas (cuarenta y ocho kilómetros), y la Spartan Kids Race. Esta última, creada para niños de entre cuatro y catorce años, son carreras simples desde la media milla (menos de un kilómetro) para el segmento de menor edad hasta carreras de dos a cinco millas (entre tres y ocho kilómetros) con obstáculos para los más mayores. También existe la Spartan Trail, que consiste en realizar carreras por el desierto, con distancias que van desde los diez kilómetros hasta la media maratón.

La Spartan Race ha sobrepasado el concepto de entrenamiento, evento o deporte, para ser una movilización de masas, casi una religión para algunos, o un modo de vida en cuanto a la preparación y el entrenamiento asociados a ella. Ha logrado tener no sólo una gran aceptación en el mundo relacionado con la actividad física, sino también una comunidad de seguidores muy potente. Además, se ha convertido en una marca reconocida y de gran valor para Reebok, puesto que los participantes suelen llevar ropa y equipamiento propio de la marca.

## 2.2. Y BIEN, ¿QUÉ ES EL CARDIO?

Tras todo lo dicho en este capítulo, parece complicado poder ofrecer una definición escueta, precisa y concreta o que agrupe todo lo que llega a significar la palabra cardio, y más en un contexto moderno.

Se puede interpretar cardio como una evolución del título *Aerobics* de la obra y trabajo de Kenneth Cooper sobre el *steady state*, al querer éste relacionar la carrera continua con una mejora sobre el sistema cardiovascular o el llamado sistema aeróbico. También se podría analizar el cardio como un conjunto de actividades que se agrupan o catalogan según el grado de impacto que se tiene con el suelo, o la práctica de actividad física mediante un circuito por estaciones, cuyo diseño y propósito se han realizado previamente a su ejecución.

Lo cierto es que no parece que el cardio tenga una definición propia, sino que es más bien una palabra instalada en la consciencia colectiva y la cultura popular. Aunque aceptada, incluso a nivel profesional, la palabra «cardio» carece de un sentido estricto o una semántica clara, más allá de definir las diferentes modalidades en las cuales se puede separar todo el conjunto de actividades que engloba el cardio, como se ha hecho en este capítulo.

SEGUNDA PARTE

# MITOS Y VERDADES

Las motivaciones de las personas a la hora de elegir el cardio como forma de hacer actividad física se engloban en aspectos físicos, mentales y sociales.

En cuanto a los aspectos físicos, a través del cardio se puede destacar una búsqueda para mejorar la resistencia, y de ese modo transferir mejor las ganancias obtenidas al entrenar hacia el momento de plasmar rendimiento deportivo o al realizar alguna actividad física, ser más funcional, mejorar el sistema cardiovascular y el corazón, potenciar la vía aeróbica de obtención de energía y evitar la generación de ácido láctico, así como también oxidar en mayor grado las grasas y aumentar el gasto calórico.

Entre los aspectos mentales, psicológicos o emocionales, destacan reducir el nivel de estrés, combatir estados de ansiedad o de depresión, evadirse de la realidad cotidiana, divertirse, buscar retos o motivaciones o tener un *hobby* relacionado con el desarrollo de alguna actividad física o deportiva, ligada a algún concepto de cardio.

En cuanto a los aspectos sociales, cabe señalar el compartir experiencias con amigos u otras personas, pertenecer a una comunidad al realizar actividades grupales o el hecho de competir contra otras personas.

¿Están estas justificaciones o razones alineadas con beneficios reales a causa del cardio? Es en esta parte del libro donde, capítulo a capítulo, se desgranará todo ello y podrás entender si realmente el cardio aporta todos esos aspectos o sólo una parte de ellos, así como si estos beneficios son por causa exclusiva de practicar cardio o cuánta verdad hay detrás.

# 3

## El cardio y una mayor resistencia

Con el cardio, se da por supuesto que se mejoran ciertas capacidades físicas, como puede ser la resistencia. Pero ¿qué se entiende por una capacidad física? ¿Qué capacidades físicas o atléticas forman parte del organismo? ¿Y, realmente, con actividades como el cardio se puede llegar a mejorar alguna de forma específica?

En este capítulo, se busca dar respuesta a si practicando cardio se logra mejorar la resistencia o alguna capacidad física de forma específica e independiente. También se expone el concepto del $VO_2$ MÁX, pues es lo que se suele usar como referente para catalogar la resistencia de un individuo ante los esfuerzos.

### 3.1. Las capacidades físicas

Según la RAE, una capacidad física se describe como «aptitud, talento, cualidad que dispone a alguien para el buen ejercicio de algo». También cabe apuntar que «se llaman capacidades físicas a las condiciones que presenta un organismo, por lo general asociadas al desarrollo de una cierta actividad o acción. Estas capacidades físicas están determinadas por la genética, aunque se pueden perfeccionar a través del entrenamiento», o que «las capacidades físicas básicas son aquellas capacidades que se pueden medir con un test y se pueden mejorar fácilmente con el entrenamiento».

No queda claro, con esas acepciones, si el concepto de capacidad física va ligado a la habilidad de alguien para desarrollar algún gesto o movimiento, si es algo predispuesto genéticamente o si es o no es medible. Tampoco queda claro si con entrenamiento es fácil mejorar dichas capacidades o no.

Se puede definir o conocer qué es una capacidad física bajo la premisa de «ser un recurso del cuerpo humano para desempeñar una tarea o un requerimiento físico, cuyo cambio en cantidad o cualidad dependa de sí misma». Habrá aspectos medibles o evaluables a través de un test para conocer su valor en ese instante, mientras que habrá otros elementos marcados genéticamente. También habrá capacidades cualitativas sin gradientes (se tienen o no) y capacidades mejorables mediante entrenamiento.

En cuanto a la clasificación de las diferentes capacidades físicas de una persona, entre la gran cantidad de ejemplos que se pueden encontrar, se propone la desarrollada por el doctor Leopoldo Cuevas Velázquez, de la Facultad de Estudios Superiores Zaragoza de la Universidad del Atlántico Medio (UNAM), en México, que propone como capacidades físicas básicas la resistencia, la fuerza, la velocidad y la movilidad.

Define la resistencia como la cualidad física que permite soportar y aguantar un esfuerzo durante el mayor tiempo posible e indica que la misma dependería de factores como las técnicas de ejecución de los ejercicios, la capacidad de utilizar económicamente los potenciales funcionales, la velocidad, la fuerza, el estado psicológico o el estado funcional de diferentes órganos y sistemas como el respiratorio y el cardiovascular. En cuanto a la fuerza, la define como la capacidad neuromuscular de superar una resistencia externa o interna gracias a la contracción muscular de forma estática (fuerza isométrica) o dinámica (fuerza isotónica). La velocidad la define como la capacidad de realizar acciones motrices en el mínimo tiempo posible, y define la movilidad como la capacidad del hombre para poder ejecutar movimientos con una gran amplitud, entendiendo la forma de medir la propia movilidad como la máxima amplitud de un movimiento.

De estas cuatro capacidades básicas, nacerían dos clasificaciones por separado: las capacidades condicionales y las coordinadas. A las primeras, el doctor Cuevas las describe como los procesos energéticos y del metabolismo de rendimiento de la musculatura voluntaria, de manera que a esta categoría pertenecen la fuerza, la resistencia y la velocidad. En cuanto a la fuerza, la divide en tres subtipos: la fuerza máxima o la mayor cantidad de fuerza que puede generar un músculo o un grupo de músculos; la fuerza rápida o la capacidad de la musculatura para desarrollar altos valores de fuerza en un tiempo corto, y la fuerza resistencia o la capacidad de la musculatura de realizar un trabajo intenso de fuerza durante un largo tiempo, sin disminuir la calidad de la ejecución. Por su parte, divide la resistencia en resistencia a la velocidad o la capacidad de resistencia a la fatiga provocada por cargas ejecutadas con velocidad de submáxima a máxima y obtención de energía principalmente desde las vías anaeróbicas, y en resistencia anaeróbica o resistencia que se necesita para un esfuerzo que requiere oxígeno (relacionado comúnmente con una actividad física de larga duración y poca intensidad).

Finalmente, la velocidad cuenta con tres subcategorías. La primera, la velocidad de reacción, se dividiría asimismo entre la simple, o cuando el individuo responde a un estímulo conocido, y la compleja, que hace referencia a cuando se responde a un estímulo no conocido. La segunda subcategoría sería la velocidad de acción, que puede ser simple (cuando la persona realiza en el menor tiempo un movimiento sencillo), o compleja, cuando se producen varios movimientos rápidos y coordinados en el menor tiempo. Por último, estaría la subcategoría de la frecuencia máxima de movimiento, que según el doctor Cuevas se da en los ejercicios cíclicos que se realizan en el menor tiempo posible.

Las capacidades de coordinación, por su parte, estarían determinadas por el sistema nervioso a razón de la capacidad que tiene el cuerpo de desarrollar una serie de acciones determinadas. Pertenecerían a esta agrupación la flexibilidad, el equilibrio, la agilidad y la movilidad, siendo solamente la primera la única que tendría subclases; dividiendo entonces la flexibilidad en dinámica, que sería cuando se realizan movimientos significativos e importantes de una o varias partes del cuerpo, y en estática, cuando se adopta una posición determinada y se mantiene durante un tiempo, sin que se produzcan movimientos apreciables.

**Gráfico 3.1**. Representación de la clasificación de las capacidades físicas propuesta por el doctor Leopoldo Cuevas Velázquez

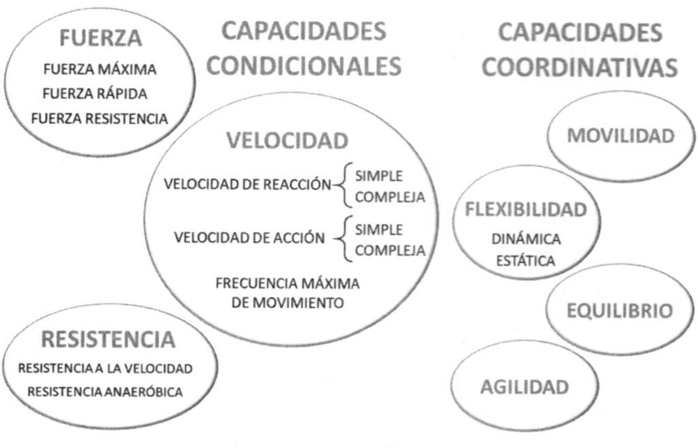


*Fuente*: Elaboración propia.

Pero, detengámonos un momento y pensemos: ¿toda esa clasificación existe realmente en nuestro cerebro?

Si somos capaces de hacer un ejercicio de introspección, nuestro cerebro no tiene formas de responder ante los escenarios resistivos o las dificultades físicas que presenta el ambiente que nos rodea que sean velocidad, resistencia, movilidad, flexibilidad o equilibrio. Sólo entiende de fuerzas, de unas que le vienen del exterior retando la estabilidad de alguna articulación, comprometen el centro de gravedad o se oponen a algún movimiento, y de las que es capaz de generar mediante la sinergia entre activaciones e inhibiciones musculares, según el algoritmo o el patrón de activación que considere más idóneo atendiendo a la función muscular en ese instante.

Por lo tanto, la única capacidad que depende de ella misma en cuanto a su nivel funcional o útil sería la fuerza. Todas las demás supuestas capacidades físicas que se quieran nombrar, como la resistencia, la flexibilidad, el equilibrio, la agilidad, la velocidad, la potencia o la movilidad, son realmente aplicaciones de la fuerza bajo requerimientos o escenarios de fuerzas concretos. Su valor o sus cualidades, en todo momento, dependen de la capacidad del individuo de generar fuerza, porque es aquello en lo que se sustenta cualquier expresión de movimiento o uso físico del cuerpo. Tan simple como eso.

Si, por ejemplo, el equilibrio fuera una capacidad intrínseca y extrapolable como la fuerza, al tener un mayor equilibrio, se tendría una mejoría en todos los escenarios posibles demandantes de equilibrio. Es decir, si uno practicara encima de un Bosu y mejorara su estabilidad sobre él, debería poder andar más fácilmente por un alambre o aguantar más fácilmente apoyando únicamente un pie sobre el suelo. Eso no suele ser así, puesto que el equilibrio depende del escenario en el cual se interactúe, y no es el mismo el de estar sobre un Bosu que el de caminar por un alambre o el de mantenerse derecho sobre un pie.

**Gráfico 3.2.** La fuerza y sus diversas aplicaciones

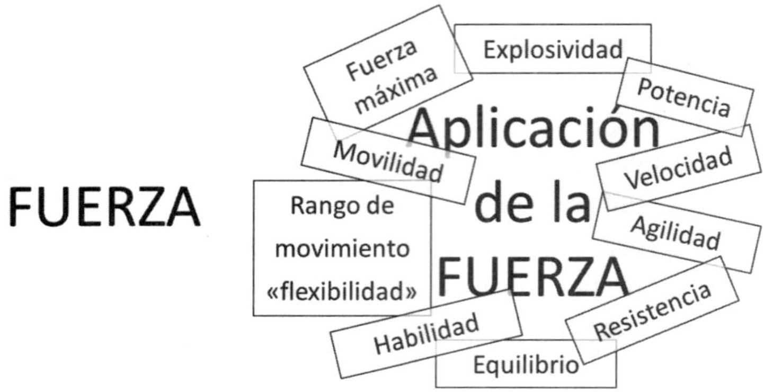


*Fuente*: Elaboración propia.

Otro ejemplo clásico, y que nos interesa en este capítulo, es el de la resistencia. Si se ganara en una capacidad llamada resistencia corriendo en una cinta en el gimnasio, se debería poder extrapolar dicha ganancia a cualquier otra actividad que requiriera de resistencia como correr por la calle, remar o subir escaleras. Como en el caso de la flexibilidad, y cualquier otra capacidad física que no sea propiamente la generación de fuerza, no es así. Nuevamente, porque el escenario donde se plasma la actividad, en cada caso, es diferente.

Entonces, si no existe una capacidad de carácter universal llamada «resistencia» que se pueda desarrollar de forma genérica mediante una mejora sobre ella, resulta incongruente aceptar que el cardio, o cualquier otra forma de actividad física, pueda mejorar la resistencia. En todo caso, se logra una mejor adaptación o eficiencia en el desarrollo de esa actividad cardio, pero que no será extrapolable de forma exacta a otras actividades.

En cambio, una mejora de los niveles de fuerza de una persona mejora potencialmente tanto el equilibrio como la resistencia, como cualquier otra supuesta capacidad física, pues éstas no dejan de ser aplicaciones de la fuerza, al depender de ella. Una persona más fuerte podrá tener potencialmente mayor equilibrio en cualquier escenario, ya que sus músculos mejorarán la respuesta ante la inestabilidad, o podrá tener mayor resistencia ante cualquier actividad, puesto que sus músculos responderán mejor a las dificultades y los desafíos físicos.

Y son potenciales ganancias porque, además de la capacidad de generar fuerza, todas esas aplicaciones, como son el equilibrio o la resistencia, dependen también de la eficiencia en los patrones de activación, las sinergias intermusculares y los patrones motores del sistema nervioso central. Con ello, una mejora de fuerza implica una mayor probabilidad de mejora en todas las formas en que se aplica, teniendo presente que también influye la eficiencia de la resolución del esfuerzo requerido por el escenario de fuerzas resistivas, y otros aspectos como la intención y la atención de la persona.

Dicho con otras palabras, si la mejora del equilibrio, de la resistencia o de cualquier otra forma de aplicar fuerza viene condicionada por cuestiones técnicas, ambientales o según la actividad realizada, no se está ante una mejora de una capacidad física intrínseca, sino ante una adaptación concreta del organismo de una forma de aplicar fuerza (flexibilidad, resistencia, velocidad, equilibrio, etc.) ante un escenario concreto resistivo o hacia una actividad precisa.

No tener claro este concepto lleva a creer que se deben realizar entrenamientos específicos para cada una de esas capacidades físicas. En este sentido, autores como el ya fallecido profesor universitario e investigador Richard Schmidt dicen cosas como que:

> Un error común es entender que las habilidades fundamentales, como el tiempo de reacción, la velocidad, la flexibilidad, la fuerza explosiva o la coordinación, se pueden entrenar y mejo-

rar con ejercicios específicos. Tales intentos de entrenar habilidades fundamentales pueden parecer correctos, pero, por lo general, simplemente no funcionan.[1]

## 3.2. La medición del $VO_2$ MÁX

Debido al uso sistemático del $VO_2$ MÁX como indicativo del nivel de intensidad al que se llevan a cabo los estudios con actividad física de resistencia, es conveniente explicar en qué consiste.

Se define el $VO_2$ MÁX como el volumen máximo de oxígeno que puede procesar el organismo durante una determinada actividad física para la obtención de energía. Su unidad de medida son los mililitros de oxígeno por kilogramo de peso corporal por minuto [ml/(kg·min)].

Mientras la población estándar suele presentar unos valores de $VO_2$ MÁX que oscilan entre 40 y 50 ml/(kg·min), los atletas profesionales presentan valores de 70 a 80 ml/(kg·-min), siendo raros los casos que superen los 90 ml/(kg·min). Dicho valor suele asociarse con un componente genético, como una barrera biológica que difícilmente puede variarse, aunque suele ser recomendable realizarse más de una medida de $VO_2$ MÁX antes de determinar su valor.

Se especula, no obstante, con que el $VO_2$ MÁX puede mejorarse hasta en un 15 por ciento gracias al entrenamiento, porque existen otros parámetros mejorables que pueden influir como es el caso del umbral anaeróbico, que es el momento en el cual la persona acumula de forma significativa lactato* en la sangre. Además, no hay que olvidarse del com-

* Aunque se usen indistintamente, existe diferencia entre los conceptos de lactato y ácido láctico. Al final de la glucólisis (se explica más adelante en este libro qué es) se produce ácido láctico. Pero como dispone

ponente técnico de la actividad mediante la cual se realiza la medición del $VO_2$ MÁX, ya que cuanta más facilitación neural se tenga para realizar ese gesto técnico, más eficiente resulta el sistema locomotor y, por ende, mayor es la eficiencia en el uso del oxígeno.

Por eso, el cálculo del $VO_2$ MÁX suele ofrecer datos no del todo verídicos si se le quiere dar un carácter de valor general, ya que depende de la actividad que se use como referencia. No es lo mismo realizar un test o una medición en una cinta a un corredor, a un ciclista o a un nadador. Seguramente, aunque todos fueran genéticamente exactos, el corredor obtendría mejores datos, al estar más adaptado a la actividad en que consiste el test, en este caso, correr. Dicho esto, el mejor cálculo del $VO_2$ MÁX es someterse a una espirometría* durante una prueba de esfuerzo, que también se puede calcular con protocolos como el test de Cooper, el test de Rockport o el test de la Course Navette.

## 3.3. Conclusiones

Una vez se entiende que la única capacidad física que depende de ella misma es la capacidad para generar fuerza muscular y que el resto son formas de aplicar esa fuerza en unos escenarios resistivos concretos y unas demandas ener-

---

de un pH muy bajo en comparación con el valor de pH neutro de la sangre, inmediatamente después se divide este en lactato y un ion hidrógeno (H+). Por lo tanto, realmente en el cuerpo se produce lactato y nunca ácido láctico. Se puede decir, eso sí, que el lactato es la base conjugada del ácido láctico.

* La espirometría es un estudio rápido e indoloro mediante un espirómetro para medir la cantidad de aire que pueden retener los pulmones (volumen de aire) y la velocidad de las inhalaciones y las exhalaciones durante la respiración (velocidad del flujo de aire).

géticas determinadas, carece de sentido decir que con cardio se mejora la resistencia de una persona. Simplemente, porque el concepto de resistencia no existe como algo que pueda mejorarse o deteriorarse de forma directa.

Cuando a través de la práctica de algún tipo de cardio la persona siente que es capaz de soportar más y mejor los esfuerzos, lo que se logra no es una mayor resistencia como tal, sino una mayor eficiencia tanto metabólica como de facilitación neural motora en los gestos repetidos, lo cual hace que realmente se mejoren las prestaciones y el rendimiento, pero únicamente sobre la actividad practicada.

El error está en creer que la resistencia que uno percibe al mejorar su rendimiento en una actividad no es específica, sino que es extrapolable a otras. No es cierto, pues las demandas energéticas y los escenarios de fuerzas resistivas son diferentes. Por lo tanto, la persona que realice cardio corriendo podrá mejorar su resistencia corriendo por una mayor eficiencia del organismo sobre las demandas específicas de dicha actividad, pero no por ello verá aumentada esa resistencia del mismo modo o magnitud al ir en bicicleta, al nadar ni al realizar cualquier otra actividad.

Por otra parte, la mejora del $VO_2$ MÁX está relacionada con la mejora del organismo ante esfuerzos intensos. En este caso, tanto su observación como su análisis y su medición se ven afectados, de forma significativa o no despreciable, por la habilidad técnica o la eficiencia de la persona ante los gestos o la actividad con la que se desarrolla la prueba de esfuerzo o el test para determinar el $VO_2$ MÁX.

# 4

# El cardio y una mayor transferencia

El cardio se asocia con entrenamientos que logran una buena transferencia de ganancias hacia gestos técnicos o hacia actividades concretas o deportes, según el denominado «entrenamiento funcional aplicado» o el entrenamiento lastrado, imitando gestos técnicos con mayor lastre del que suele ser habitual en la práctica deportiva o la actividad física donde se desarrolla.

Para poder hacer esta afirmación, buscaremos saber qué es la transferencia, cuántos tipos hay y cómo poder lograr una transferencia positiva entre los beneficios logrados al entrenar y el momento de plasmar rendimiento, si es que eso es posible.

## 4.1. Fuerza y habilidad técnica

Poder mover el cuerpo de la forma que sea, incluso no moverlo, depende de dos cosas: fuerza y habilidad técnica.

La fuerza, entendida como la capacidad de generar tensión, y la habilidad técnica, como los algoritmos o patrones de activación neuromuscular que se disponen para la coordinación de los músculos, en cuanto a sus sinergias de activaciones e inhibiciones.

Mientras que, como hemos visto en el capítulo anterior, las ganancias de fuerza tienen un carácter universal y extrapolable a todas las capacidades físicas conocidas, en el caso de la habilidad técnica nace el concepto de especificidad, presentado por el investigador y profesor de Educación Física estadounidense Franklin Henry a mediados del siglo XX. Esa especificidad hace hincapié en que dos actividades o funciones motoras parecidas pueden no presentar correlación entre ellas.

Henry comparó dos habilidades motoras específicas hipotéticas, como el tiempo de reacción y la velocidad de movimiento, y encontró una correlación casi nula entre ellas, pues la mejora de una no implicaba la de la otra.[1] De este modo, la habilidad técnica, la eficiencia motriz o el rendimiento en el desarrollo de movimiento que una persona es capaz de plasmar sobre un gesto técnico concreto no hace que se pueda extrapolar a otro diferente o parecido, ya que se deben tener en cuenta las diferencias, aunque sean pequeñas, tanto del patrón de movimiento como de la dirección y la magnitud de las fuerzas.

También hay otro concepto interesante con respecto a la especificidad, como es el hecho de que cada persona, cada individuo, tiene su propia especificidad con los patrones de movimiento y generación de fuerza muscular. El propio Franklin Henry enunció que «las personas son más o menos competentes en la realización de distintas actividades en función de si desarrollan más o menos habilidades específicas. Y los patrones de habilidades motoras específicas difieren entre distintas personas». Como los patrones motores o de activación e inhibición neuromuscular los genera el cerebro ante los escenarios de resistencias que percibe y la adecuación de la respuesta de fuerza según la funcionalidad muscular que disponga, es lógico que cada persona tenga diferencias en esos patrones, sean éstas de menor o mayor calado.

## 4.2. Tipos de transferencia

La transferencia es la influencia que tiene en el rendimiento de una actividad el aprendizaje previo o posterior de otras actividades. Hay dos tipologías: transferencia proactiva, como el efecto del aprendizaje de una actividad previa sobre la retención de una nueva, y transferencia retroactiva, que es la influencia del aprendizaje de una actividad reciente sobre la retención de una tarea aprendida con anterioridad.

Respecto al efecto de la propia transferencia, existen tres tipos: positiva, neutra y negativa. La transferencia positiva aparece cuando la mejora de una actividad es consecuencia del aprendizaje de otra. La neutra ocurre cuando una actividad no influye en el rendimiento de otra. Y la transferencia negativa se plasma cuando el aprendizaje de una habilidad inhibe o perjudica el rendimiento de otra.

La transferencia positiva se logra por la repetición de los gestos en un entorno igual al que se realizará la actividad, mejorando la eficiencia en el gesto en las mismas condiciones en fuerza e, incluso, ambientales, en las que se busca el rendimiento, tanto en un plano de patrón motor como de activación muscular. En cambio, en el desarrollo de una transferencia negativa, se observan deficiencias surgidas por realizar gestos técnicos en un ambiente parecido, pero no igual, al que será el que se encuentre el practicante a la hora de plasmar rendimiento.

Ese efecto negativo ocurre porque el patrón de activación neuromuscular, o patrón motor, que potenciará el sistema nervioso central, no contendrá las variables ni las magnitudes de lastre que deberá usar en el momento de la acción, con lo que diferirá del que debería ser. El hecho de que el cerebro no ejecute diferentes patrones de activación para movimientos parecidos hace que se decante, ante las dos posibilidades, por la de mayor facilitación neural,* de cara a ser lo más eficiente en cuanto al consumo de energía o desarrollar la mayor eficacia ante un reto de fuerzas externas, según su percepción y análisis del escenario con el que interactúa.

En cuanto a la transferencia neutra, se desarrolla al entrenar con gestos técnicos y escenarios de resistencia que poco tienen que ver con los presentes en el momento de búsqueda de rendimiento, con lo que no afecta a éste ni de forma positiva ni negativa al no distorsionar sus patrones de activación propios.

## 4.3. La mejora del rendimiento

Arthur Jones** ya dejó clara la diferencia entre la mejora de la fuerza y de la habilidad técnica, afirmando que:

* La facilitación neural es el proceso por el cual se mejora el envío de información de una neurona a otra a través de los respectivos neurotransmisores. Se produce al liberarse mayor cantidad de información del neurotransmisor con cada nuevo potencial de acción o envío de información.

** El inventor estadounidense Arthur Allen Jones (1926-2007) fundó Nautilus y MedX Corporation y creó las primeras máquinas isotónicas que se vendieron. La primera, la máquina pulóver Nautilus, en 1970, logró hacer atractivo el entrenamiento con resistencias al público general esa década y la siguiente. Promotor e impulsor del trabajo de alta intensidad a velocidad constante a una única serie de trabajo, dando importancia también a la contracción excéntrica, en contra del entrenamiento de grandes volúmenes de trabajo propio de los culturistas, en 1986 vendió Nautilus Inc. y fundó MedX Corporation, donde plasmó sus más altos estándares. Tras vender MedX en 1996, se retiró definitivamente.

> La fuerza es general y contribuye a cualquier actividad, pero la demostración aplicada de la fuerza es específica; y aprender a aplicar tu fuerza en cualquier actividad de forma adecuada requiere entrenamiento técnico, no entrenamiento de fuerza. Pero el entrenamiento técnico viene solamente de una fuente posible, la práctica del deporte en sí mismo.

Mientras que los niveles de fuerza generados no dependen de la habilidad técnica, ésta sólo se consigue mejorar a través de la repetición del mismo gesto técnico (transferencia positiva). Al entrenar imitando los gestos técnicos con un mayor nivel de lastre se está trabajando con un escenario de fuerzas resistivas parecido pero diferente al del momento de plasmar el rendimiento o de ejecutar esa actividad física o ese deporte al cual se quieren transferir las mejoras logradas al entrenar.

Eso crea confusión en el cerebro, puesto que éste sólo usa un patrón de activación de sinergias de tensiones musculares para un gesto o una solución de fuerza. En concreto, utilizará aquel que presente mayor facilitación neural, sea por la cantidad de repeticiones acumuladas o por ser el más eficiente energéticamente.

Así pues, si se dedica más tiempo a entrenar que a competir, y éste siempre es el caso de cualquier deportista, atleta o persona que dedica o invierte tiempo a cualquier actividad física con espíritu de rendimiento o competición, al nivel que sea, el patrón usado será el propio del entrenamiento. Al ser diferente que el del momento de la competición, se obtendrá un empobrecimiento en su rendimiento compitiendo o en el momento de plasmar rendimiento, logrando así el efecto no deseado de la transferencia negativa. Otra cosa es que se logre compensar este hecho con la habilidad innata del practicante, el efecto competitivo de la adrenalina o por estar más fuerte que antes.

Para poder lograr transferencia positiva, hay dos elementos que se deben tener en cuenta. Por un lado, la práctica de la propia actividad física o deportiva como única forma de lograr transferencia positiva al estar siempre inmerso en el mismo escenario resistivo, incluso bajo los mismos condicionantes emocionales o de estrés. Este entrenamiento, que se podría catalogar como de habilidad técnica, lograría la adaptación metabólica del organismo ante las demandas energéticas, junto con una preparación mental ante las situaciones emocionales propias de la actividad.

Y, por otro lado, un entrenamiento de fuerza con movimientos que no tengan nada que ver, en su conjunto, con los propios de la actividad o el deporte. Con ello, gracias a la transferencia neutra, se mejorarían los niveles de fuerza de la persona sin interceder en los patrones de activación de ésta para la ejecución técnica del gesto, la actividad o el deporte.

Buscar el trabajo de fuerza a través del entrenamiento funcional aplicado o el entrenamiento con mayores lastres supone entrar nuevamente bajo la incidencia de la transferencia negativa, por el uso de escenarios resistivos parecidos pero no iguales. Aunque también se podría jugar con el tiempo dedicado a este tipo de entrenamiento y la práctica misma de la actividad, buscando mejorar los niveles de fuerza, pero sin caer en la transferencia negativa de la imitación del gesto con escenarios resistivos diferentes. En este supuesto, primero cabría preguntarse si, realmente, ese entrenamiento lastrado es la mejor opción para poder ganar fuerza en cuanto a su eficiencia y su seguridad. Y, después, indagar cómo saber a partir de cuánto tiempo dedicado a ese entrenamiento lastrado se genera una transferencia negativa mayor que la positiva a través de la práctica de la actividad propia.

La respuesta a la primera pregunta es que no, ya que hay formas de entrenar para ganar fuerza más seguras y eficientes. Aunque bien es cierto que cualquier entrenamiento o cualquier actividad física es un potencial agente de cambio, pues cuando se usa el cuerpo se incentiva una adaptación del organismo para adecuarse a las exigencias del medio exterior, en mayor o menor grado, lo que estamos tratando aquí no es si se trata de una forma de trabajar la fuerza eficaz, sino de si es la mejor. Y eso implica eficiencia y seguridad, por encima incluso del nivel de ganancias que se puedan conseguir.

En cuanto a la segunda pregunta, querer buscar el balance de tiempo invertido entre una práctica de transferencia negativa y otra positiva para lograr ganancias, es algo imposible de saber, de medir o de calcular, con lo que no sería una estrategia viable.

Todo ello puede chocar bastante viendo que los atletas y los deportistas de élite suelen entrenar a partir de este entrenamiento funcional aplicado o el trabajo de imitación de los gestos técnicos lastrados.

Sí, este tipo de prácticas generan transferencia negativa, pero eso no necesariamente hará descender el rendimiento del atleta o deportista, puesto que hay otros elementos que pueden generar un nivel de ganancias superior a las pérdidas ocasionadas por esta transferencia negativa. Para entendernos, poner palos a las ruedas no implica que la rueda se rompa, pero ayudar, no ayuda. Y también hay que ser conscientes de que los deportistas y atletas de élite son tan buenos y superdotados para aquello en lo que destacan que muchas veces incluso con entrenamientos deficitarios en eficiencia o generadores de transferencia negativa logran grandes rendimientos.

## 4.4. Conclusiones

Más que evaluar si con actividades de cardio se logra un mayor o menor nivel de transferencia de las ganancias desarrolladas al entrenar al momento de plasmar rendimiento sobre un gesto, actividad o deporte, al final de lo que se trata es llegar a entender cómo funciona el proceso de transferencia y de qué depende que ésta sea positiva, negativa o neutra.

Es en la confusión al creer que por dificultar una acción con mayor carga técnica o mayor lastre se obtendrá un mayor rendimiento sobre dicha acción (algo que puede parecer muy lógico, por otro lado) donde radica el mal uso de las actividades relacionadas con el cardio. Un claro ejemplo de ello es el conocido como entrenamiento funcional lastrado o la práctica de actividades parecidas, pero en ambientes diferentes a la actividad que se pretende mejorar, tan erróneo como extendido en el mundo de la preparación física y el entrenamiento deportivos.

Como también es erróneo el creer que, practicando una actividad parecida a otra, se mejorará el rendimiento en esa otra (recordar el ejemplo que suena ridículo de un pianista profesional que busque mejorar su técnica asistiendo a clases de mecanografía, al comentar el Cross Training). Eso también es generar transferencia negativa, como se expone en los siguientes tres ejemplos, justamente con actividades de cardio, como son intentar mejorar las prestaciones sobre bicicleta de carretera entrenando en una bicicleta estática, intentar correr más entrenando sobre una cinta andadora o intentar nadar más rápido imitando los gestos técnicos con elásticos fuera del agua.

En los dos primeros casos, los escenarios resistivos son diferentes, pues existe el factor del viento cuando se realiza el deporte en el exterior, cosa que no ocurre con las actividades *indoor*, mientras que al correr en una cinta el ritmo lo marca la máquina, no la persona, como ocurre al correr en la calle. En el caso de nadar y entrenar imitando sus gestos lastrándose con elásticos, no tienen nada que ver las fuerzas de fricción del medio acuático con las líneas de fuerzas resistivas de los elásticos, distorsionando así el patrón motor cuando se esté nadando en la piscina.

Lograr maximizar las ganancias para deportistas y personas que realicen una actividad física es conseguir transferir las ganancias del entrenamiento al momento de realizar rendimiento. Eso es trabajar la parte de la habilidad técnica mediante transferencia positiva, que no es otra cosa que realizar o practicar el propio deporte o actividad, con los mismos escenarios resistivos para que el sistema use y mejore en su eficiencia los patrones de activación y motores involucrados. Y, también, entrenar bajo un protocolo controlado y eficiente, preferiblemente, para mejorar los niveles de fuerza mediante gestos que tengan poco que ver con los propios del deporte o la actividad física practicados, lo que se conoce como transferencia neutra.

# 5

# El cardio y ser funcional

La práctica de cardio está relacionada con el hecho de ser más funcional, incluso existe el concepto popularizado del «entrenamiento funcional», sea porque se defiende que algunos movimientos o ejercicios son más funcionales que otros o porque intentan imitar gestos cotidianos. Al menos eso postulan algunos y algunas.

Después de tratar de entender qué es ser funcional, indagaremos si con cardio uno logra ser más funcional, si hay algún tipo de entrenamiento más funcional que otro o si tiene sentido imitar gestos cotidianos lastrados para lograr una mayor funcionalidad.

## 5.1. Qué es ser funcional

Ser funcional se suele confundir con ser hábil, pues se asocia al hecho de tener cierta facilidad para realizar gestos técnicos o desarrollar algún tipo de actividad o deporte.

En realidad, ser funcional no tiene nada que ver con el desarrollo habilidoso ni la facilidad a la hora de ejecutar algo, sino que no es otra cosa que respetar la función músculo-articular mientras se realiza algún tipo de movimiento, lastrado o no.

Se trata de garantizar la estabilidad estructural de las articulaciones implicadas en la generación de fuerza o movimiento, así como de disponer de una correcta funcionalidad neuromotora, que consiste, por cierto, en que el tejido muscular esquelético tenga la capacidad de generar la suficiente tensión requerida y que el sistema nervioso central sea eficaz a la hora de activar dichas fibras en el momento preciso, demandando la tensión justa y adecuada en cada instante.

Por su parte, la estabilidad articular no es mostrar quietud ni tener una estructura estanca, sino la capacidad que tiene el complejo articular de volver a su posición inicial tras una perturbación o una fuerza que rete dicha posición inicial. Esto depende tanto de la función muscular de los elementos implicados en la articulación misma como del límite elástico* de todos los materiales que la conforman y la protegen.

## 5.2. El entrenamiento funcional

Una vez entendido el concepto de la funcionalidad, le toca el turno al llamado entrenamiento funcional, asociado a formas de entrenar o movimientos «funcionales».

Partiendo de que algo es funcional por respetar la función músculo-articular, un entrenamiento funcional sería aquél en el que se respeta la función de los elementos involucrados en la generación de fuerza y movimiento, así como

* El límite elástico o límite de elasticidad es la tensión máxima que un material elastoplástico (con características elásticas y plásticas) puede soportar sin sufrir deformaciones permanentes, tras el efecto de dicha tensión.

la integridad estructural de las diferentes estructuras y los diferentes tejidos.

Por lo tanto, la etiqueta de «funcional» se le podría incorporar a cualquier visión y a cualquier tipo de entrenamiento que no lesionase a la persona. Si se recuerda la definición del *physical fitness* o *fitness* físico, eso sería violar su sexto y último punto, dedicado a minimizar el riesgo lesivo, con lo que, con toda lógica, un entrenamiento no funcional tampoco sería saludable.

La cualidad de «funcional», entonces, es más una cualidad cualitativa que cuantitativa. Al igual que no hay grados de generación de lesión, puesto que una persona se lesiona o no se lesiona, un entrenamiento es funcional o deja de serlo por el hecho de lesionar. Por ese motivo, no hay niveles de funcionalidad ni un entrenamiento es más funcional que otro: es funcional por respetar la función de los músculos y estructuras involucrados o no es funcional por no respetarla.

Por lo tanto, toda la cultura acerca del «entrenamiento funcional» y de esas modalidades de cardio que se postulan en esa premisa, bajo la definición de funcional, no tiene ningún sentido ni se ajusta a la realidad. De hecho, muchas veces se relaciona simplemente este tipo de entrenamientos con el uso de cierto tipo de material «funcional», como pudieran ser las *kettlebells*, los sacos o el TRX, por poner algunos ejemplos.

## 5.3. Gestos cotidianos lastrados

Otra corriente de pensamiento extendida es el hecho de entrenar basándose en gestos cotidianos (realmente no lo son, considerando su ejecución), como si imitar esos «gestos cotidianos» con un mayor lastre o con mayor complejidad técnica en el desarrollo del movimiento hiciera a una persona más funcional, sobre todo, en esos gestos cotidianos imitados.

Ese discurso seguramente te suene familiar. Y debería serlo, porque precisamente es un claro ejemplo de desarrollo de transferencia negativa, pues los escenarios de fuerzas de lo entrenado y lo cotidiano son diferentes (el propio movimiento incluso es parecido, pero no es el mismo). Recordando que el sistema nervioso central sólo da uso de un algoritmo o patrón de activación motriz sobre dos gestos o movimientos parecidos pero no iguales y que esa perturbación sobre el cómo se ejecuta el movimiento o las sinergias internas musculares genera transferencia negativa, el entrenamiento basado en imitar gestos cotidianos lastrados o con mayor dificultad de ejecución, no tiene nada favorecedor.

Es más, por generar transferencia negativa desde el gesto entrenado al usado en la vida cotidiana, se estaría empeorando su ejecución desde el plano del algoritmo usado por nuestro cerebro a la hora de llevarlo a cabo, con lo que sería una forma de entrenar no recomendable.

## 5.4. Conclusiones

Ser funcional es mover el cuerpo o generar respuestas de fuerza respetando la función músculo-articular de los elementos, estructuras y tejidos involucrados. No es ni ser más hábil ni desarrollar alguna actividad o algún deporte con mayor facilidad o eficacia que la media.

Para ello, se debe tener en óptimas condiciones los elementos que producen el movimiento o el potencial movimiento, que son los músculos y el tejido conectivo relacionado con las articulaciones implicadas de forma protagonista.

Ser funcional, por ende, es una cualidad cualitativa, no cuantitativa, pues no se puede clasificar ni hay grados de la misma. Se es funcional por respetar la función de las estructuras y los tejidos involucrados, o no se es. Por ese motivo, la etiqueta de «funcional» en un entrenamiento debe estar implícito, puesto que en caso contrario se estaría ante una práctica lesiva.

Al no existir grados de funcionalidad, no puede haber un tipo de entrenamiento más funcional que otro, ni ningún protocolo o método debería llamarse «entrenamiento funcional», pues daría a entender que algo que no se adaptase a esa forma de entrenar o a esos movimientos generaría lesión de forma premeditada.

Se puede hablar de formas de entrenar más o menos eficientes en cuanto a tiempo y recursos invertidos, más o menos controladas, más o menos seguras o que minimizan más o menos los riesgos, pero no tiene ninguna lógica el evaluar la funcionalidad de una forma de entrenar u otra.

Y en lo referente a valorar algo como «funcional» cuando se trata de entrenar imitando gestos cotidianos con mayor lastre o dificultad, una vez entendido cómo se produce la transferencia negativa entre gestos parecidos pero no iguales, de nuevo es un sinsentido absoluto.

Llegar a ser más funcional se puede entender con ser más capaz de resolver esfuerzos físicos, situaciones de inestabilidad o lograr responder ante fuerzas resistivas de mayor valor, logrando en todo momento estabilidad articular y una correcta función muscular. Eso no se consigue con ninguna forma de cardio ni con ningún protocolo concreto de entrenamiento o de realizar una actividad determinada. Se logra teniendo una mayor capacidad de generar fuerza, una correcta función neuromuscular y unas articulaciones y estructuras sanas.

# 6

# El cardio y un mejor sistema cardiovascular

Uno de los principales argumentos a la hora de justificar la práctica de cardio es la supuesta mejora del sistema cardiovascular, como si impactara de forma directa sobre la funcionalidad del corazón. De hecho, el trabajo desarrollado por Kenneth Cooper y que llevó a la publicación de *Aerobics* fue un intento por mejorar la salud cardiovascular de la sociedad estadounidense de los años setenta del siglo XX para tratar de disminuir el número de muertes por patologías asociadas con el corazón.

La información aportada en este capítulo se centra en conocer el sistema cardiovascular y el funcionamiento del corazón, haciendo hincapié en aquellos aspectos que inciden en su funcionalidad, como el gasto cardíaco o el retorno venoso.

También se exponen las principales enfermedades cardiovasculares y qué papel juega el entrenamiento y la actividad física en su prevención y en mejorar la funcionalidad del corazón y el sistema cardiovascular en su conjunto, con especial interés en descubrir si dichas mejoras vienen gracias a la práctica de cardio.

## 6.1. El sistema cardiovascular

El sistema cardiovascular forma parte, junto al sistema respiratorio, del sistema cardiorrespiratorio.

En su conjunto, el sistema cardiorrespiratorio se encarga de recoger oxígeno del exterior, hacerlo llegar al torrente sanguíneo para su envío a través de las arterias a las diferentes células del cuerpo y el posterior transporte del $CO_2$ que genera el metabolismo celular de retorno al corazón para, al trasladarse a los pulmones, acabar siendo eyectado hacia el exterior, gracias al ciclo de intercambio de gases en los alvéolos pulmonares, para iniciar de nuevo el proceso con la aceptación de oxígeno.

Los elementos que componen el sistema cardiovascular son la sangre, el corazón y los vasos sanguíneos. Éstos, a su vez, forman las arterias, por donde transcurre sangre propulsada por el corazón, las venas, por donde transcurre sangre de retorno al corazón y los capilares o vasos sanguíneos pequeños.

El funcionamiento del sistema cardiovascular se basa en la absorción y la circulación de oxígeno a través del cuerpo humano, obtenido mediante el sistema respiratorio, y son los pulmones los encargados de recibir ese oxígeno proveniente de la boca o la nariz al respirar.

El oxígeno suministrado mediante los pulmones se bombea a través de la sangre por una red de arterias a las diferentes células del cuerpo. En el caso del tejido muscular esquelético, el oxígeno se utiliza en sus fibras para obtener la energía que permite el desarrollo de las contracciones musculares.

Una vez pasada la acción celular, los desechos y productos metabólicos obtenidos vuelven al torrente sanguíneo para, mediante las venas, llevarlos a los lugares de procesado. En cuanto al $CO_2$, se envía al corazón para su paso a los pulmones, donde será expulsado al exterior.

## 6.2. El corazón y el ciclo cardíaco

El corazón es un órgano formado por tejido muscular cardíaco. Consta de cuatro cámaras, que son la aurícula derecha, la aurícula izquierda, el ventrículo derecho y el ventrículo izquierdo, y, al estar bajo el control del sistema nervioso autónomo, su comportamiento se produce de forma involuntaria por parte de la persona.

En la siguiente imagen, se pueden observar los diferentes componentes del corazón, así como sus venas y arterias, donde se le dispone sangre desoxigenada y se propulsa sangre oxigenada hacia el resto del cuerpo, respectivamente:

**Gráfico 6.1.** Componentes principales del corazón

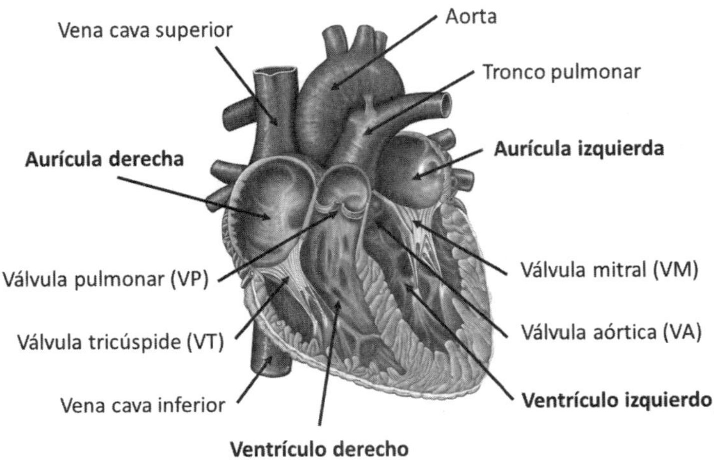


*Fuente*: Elaboración propia.

El trabajo del corazón se explica a través del ciclo cardíaco mediante la acción del miocardio, que es el tejido muscular del corazón encargado de bombear la sangre por el sistema circulatorio. Esto es posible porque los cardiomiocitos individuales que lo forman se contraen todos a la vez, funcionando como un sincitio (una célula con varios núcleos, resultante de la fusión de varias células).

Aunque al tratarse de un ciclo no tiene un inicio ni un final específicos, bien se puede pensar que arranca desde el retorno de la sangre desoxigenada hacia la aurícula derecha del corazón, a través de la vena cava superior que proviene de la cabeza y las extremidades superiores, y la vena cava inferior, que transporta la sangre de retorno desde el tronco y las extremidades inferiores.

De la aurícula derecha, la sangre se transporta hasta el ventrículo derecho para que, a partir de ahí, la arteria pulmonar transporte la sangre desoxigenada hasta el pulmón. Ahí se produce el intercambio gaseoso gracias a la acción del sistema respiratorio, retirando los subproductos metabólicos de la sangre y cargándola con oxígeno.

La sangre oxigenada regresa al corazón, alojándose en la aurícula izquierda a través de la vena pulmonar, y es transportada al ventrículo izquierdo. Desde ese ventrículo será propulsada a la arteria aorta, proporcionando de esta forma oxígeno y nutrientes a los diferentes órganos y tejidos del cuerpo mediante kilómetros de vasos sanguíneos, y a las arterias coronarias, para la propia irrigación del corazón.

Sabiendo que una sístole es una contracción del corazón para movilizar sangre y una diástole supone una relajación que permite la dilatación de sus válvulas para el rellenado sanguíneo, el ciclo cardíaco moviliza sangre desde las áreas de mayor presión a las de menor. Sus cuatro etapas, quedarían expuestas esquemáticamente de la siguiente forma:

1. **Sístole auricular**: se puede explicar el ciclo cardíaco iniciándolo desde la sístole auricular, que supone el vaciado de sangre de las aurículas. Se produce porque, al ir acumulando sangre en su interior, la presión en las aurículas va aumentando progresivamente hasta

que acaba siendo mayor que la presente en los ventrículos, que se encuentran relajados y con sus válvulas cerradas. En el momento en que la presión dentro de las aurículas excede a la del interior de los ventrículos, tanto la válvula tricúspide (VT) que relaciona la aurícula y ventrículo derechos, como la mitral (VM), que hace lo propio entre la aurícula y ventrículo izquierdos, se abrirán. En ese instante se inicia la sístole auricular, como el vaciado de la sangre presente en las aurículas, contrayéndolas, hacia los ventrículos, que están relajados.

2. **Diástole ventricular**: este traspaso de sangre desde las aurículas a los ventrículos supone tanto la sístole auricular (primera etapa) como la diástole ventricular (segunda etapa), con lo que ambas se producen simultáneamente. Al finalizar la diástole ventricular, los ventrículos, llenos de sangre, reciben un impulso eléctrico que los despolariza para luego contraerlos, aumentando de este modo la presión intraventricular que provoca el cierre de las válvulas auriculoventriculares* y la generación del primer sonido audible en el tórax, conocido como el primer ruido cardíaco. Con las válvulas cerradas y durante unas pocas centésimas de segundo, ocurre una contracción isovolumétrica que provoca un rápido aumento de la presión en el interior de las cavidades ventriculares. Cuando esta presión ventricular es mayor que la de las arterias, provoca la apertura de las válvulas aórtica (VA) y pulmonar (VP).
3. **Sístole ventricular**: con la apertura de la válvula pulmonar, la sangre del ventrículo derecho, desoxigena-

* Como válvulas auriculoventriculares, se tienen las dos válvulas auriculares, la tricúspide (VT) y la mitral (VM), y las dos ventriculares, la aórtica (VA) y la pulmonar (VP).

da, va hacia los pulmones mediante el tronco pulmonar. La acción de abrir la válvula aórtica, por su parte, conlleva el desplazamiento de la sangre oxigenada desde el ventrículo izquierdo hacia el resto del cuerpo, a través de la aorta, y hacia el propio corazón, mediante las arterias coronarias. A medida que avanza el vaciado de los ventrículos, la velocidad de eyección de la sangre disminuye de forma progresiva, dando como resultado un descenso de la presión intraventricular y el posterior cierre de ambas válvulas, aórtica y pulmonar. Este hecho genera el segundo ruido cardíaco e impide que la sangre refluya de regreso hacia las arterias al cesar la contracción del miocardio.

4. **Diástole auricular**: la cuarta fase del ciclo cardíaco es la diástole auricular o el llenado de sangre de las aurículas. Se inicia con el cierre de las válvulas aórtica y pulmonar y la relajación de los ventrículos. Esa relajación sucede al estar las válvulas ventriculares cerradas (las válvulas aórtica y pulmonar se han cerrado al finalizar la sístole ventricular, mientras que las válvulas tricúspide y mitral ya lo están desde el final de la sístole auricular). Como no hay cambios en el volumen en los ventrículos, pero sí una disminución en la presión, resulta una relajación isovolumétrica. En esa situación, se permite el llenado de las aurículas, por el lado de la derecha con sangre proporcionada por la vena cava superior e inferior gracias al retorno venoso (que se explica más adelante en profundidad), y, en el caso de la aurícula izquierda, con la sangre que proviene de los pulmones, tras el proceso de intercambio gaseoso producido en ellos. A medida que se desarrolla la diástole auricular, el llenado de sangre aumenta de forma progresiva la presión dentro de las aurículas. Al superar la presión interna de los ventrículos, se de-

sarrolla una nueva sístole auricular con la apertura de las válvulas tricúspide (VT) y mitral (VM), lo que supone el inicio de un nuevo ciclo cardíaco.

**Gráfico 6.2.** Flujo de la sangre en las cuatro etapas que conforman el ciclo cardíaco, con sus dos sístoles y dos diástoles

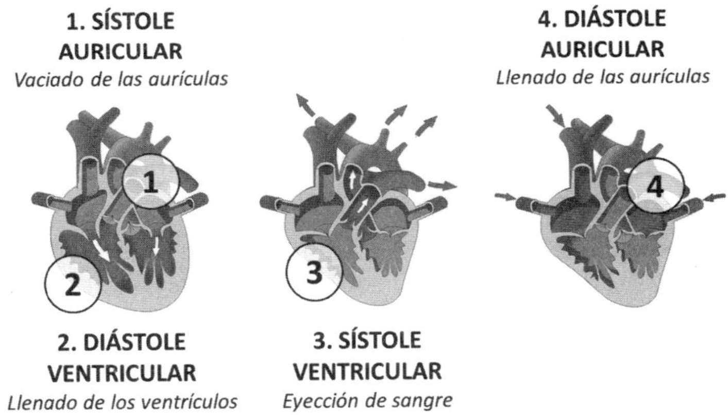


*Fuente*: Elaboración propia.

A continuación, se exponen los principales elementos que llegan a condicionar el flujo de sangre, influyendo así sobre el desarrollo del ciclo cardíaco y determinando la funcionalidad del corazón y su correcta irrigación. Éstos son el gasto cardíaco, el retorno venoso, la resistencia vascular y la presión arterial.

### 6.2.1. El gasto cardíaco

El gasto cardíaco es el volumen de sangre que se expulsa desde el ventrículo izquierdo hacia la aorta por cada minuto de tiempo.

Es por ello un factor importante que se debe considerar dentro del circuito cerrado del sistema cardiovascular, puesto que de él depende el transporte de sustancias hacia el resto de las células del cuerpo. Suele considerarse un índice de la necesidad o la demanda de oxígeno y nutrientes por parte del resto del cuerpo, variando su valor cuando los diferentes tejidos u órganos cambian su actividad metabólica, adaptando la cantidad de sangre saliente del corazón a tales necesidades y, por lo tanto, siendo dependiente de ellas y funcionando bajo demanda.

En cuanto a su valor, equivale a multiplicar la cantidad de sangre saliente del ventrículo durante la sístole (volumen sistólico) por el número de latidos generados a cada minuto (frecuencia cardíaca).

El volumen sistólico equivale a la diferencia entre el volumen al principio de la sístole, o volumen diastólico final, y al final de ésta, o volumen sistólico final. Un corazón sano es capaz de bombear durante la sístole toda la sangre que entra en sus cavidades durante la diástole previa, teniendo en este caso una serie de factores que se deben tener en cuenta, como son la precarga, la contractibilidad miocárdica y la poscarga.

La precarga, o grado de estiramiento de las fibras miocárdicas durante la diástole, condiciona la fuerza de la contracción del músculo cardíaco. Cuanto más se llene el corazón en la diástole (dentro de unos límites), mayor será la fuerza de contracción durante la sístole, lo cual se conoce como ley de Frank-Starling. Dicha ley indica que la sangre que bombea el corazón a través de las arterias aorta y coronarias (el gasto cardíaco) depende de la sangre que le retorna mediante el uso de las venas. Este retorno de sangre venosa es un acto pasivo, pues depende de la presión venosa ejercida por las contracciones musculares, aspecto que se volverá a tratar al hablar sobre el propio retorno venoso.

Los factores que pueden aumentar la precarga son, por un lado, la duración de la diástole ventricular, pues si ésta disminuye también lo hace el tiempo de llenado ventricular, y, por otro lado, la presión venosa, pues su aumento facilita el paso de un mayor volumen de sangre a la aurícula derecha del corazón.

Por su parte, la contractibilidad miocárdica, o fuerza de contracción de las fibras del miocardio, tiene factores modificantes tanto intrínsecos como extrínsecos. Los factores intrínsecos están relacionados con lo descrito con la ley de Frank-Starling, mientras que los factores extrínsecos se basan en el efecto del sistema nervioso sobre las fibras miocárdicas. El sistema nervioso simpático inerva todas las fibras musculares cardíacas auriculares y ventriculares, y su estímulo ocasiona un aumento de la contractilidad miocárdica. En cambio, el sistema nervioso parasimpático inerva principalmente a las fibras auriculares, disminuyendo con su acción su contractilidad entre un 20 y un 30 por ciento.

La poscarga es la presión que debe superar un ventrículo durante la sístole para poder abrir la válvula arterial correspondiente y vaciar el contenido de sangre almacenada en su interior. El aumento de dicho umbral de presión reduce el volumen sistólico, permaneciendo más sangre en los ventrículos al final de la diástole.

Por su parte, la frecuencia cardíaca puede alterarse por diversos factores. Uno de ellos es el sistema nervioso autónomo (con sus ramas simpática y parasimpática), que regula la frecuencia cardíaca a través de impulsos que provienen del centro cardiovascular, situado en la unión bulbo-protuberancial, en la base del encéfalo. En este sentido, a partir de la información aferente sobre cambios en la presión arterial, la composición química de la sangre y el estado de elongación de las fibras musculares, aportada por los receptores situados en el sistema cardiovascular (barorreceptores y quimiorreceptores), junto con otros receptores dispuestos en la musculatura y las articulaciones (propioceptores), se genera una respuesta activadora o inhibidora, a través del sistema nervioso autónomo, donde la estimulación de las fibras simpáticas aumentará la frecuencia cardíaca, y lo propio sobre las parasimpáticas la disminuirá.

Otro factor que afecta a la frecuencia cardíaca es la regulación química, que incluye mecanismos relacionados con las hormonas suprarrenales, catecolaminas como la epinefrina y la norepinefrina, así como con cambios en la concentración de determinados iones como el potasio ($K^+$), el calcio ($Ca^{2+}$) y el sodio ($Na^+$).

### 6.2.2. El retorno venoso

El retorno venoso es el volumen de sangre que regresa al corazón por las venas, cuyo flujo depende del gradiente o la diferencia de presión entre éstas y la aurícula derecha del corazón.

Además de la propia acción del corazón, un mecanismo que contribuye a facilitar el retorno venoso es la contracción de los músculos, sobre todo los de las extremidades inferiores. La acción muscular comprime las venas y empuja la sangre a través de la válvula proximal con referencia a la localización del corazón, manteniendo cerrada la válvula distal. Es por eso por lo que disponer de una buena capacidad para generar fuerza a partir de eficaces contracciones musculares es un factor de gran relevancia en cuanto a disponer de un corazón sano y funcional, pues de ello depende, en gran medida, la sangre que éste recibe.

Un flujo deficiente de retorno al corazón implica, inexorablemente, que éste disponga de menos cantidad de sangre para poder hacer frente a la demanda de oxígeno y nutrientes del resto de tejidos y órganos del cuerpo, así como de poder irrigarse a sí mismo de forma eficaz, a través de sus arterias coronarias. Es decir, la clave para que el corazón pueda realizar su ciclo cardíaco, dando respuesta a la demanda de oxígeno del resto del cuerpo y satisfaciendo sus propias necesidades de oxígeno para el correcto funcionamiento del miocardio, pasa por el tejido muscular esquelético y la capacidad de desarrollar buenas contracciones musculares.

### 6.2.3. La resistencia vascular

La resistencia vascular, o resistencia periférica, es la fuerza que se opone al flujo de sangre, como resultado de la fricción de ésta contra la pared de los vasos sanguíneos.

Tienen mayor peso en dicha resistencia los vasos de pequeño tamaño como las arteriolas, los capilares y las vénulas, pues los grandes vasos arteriales, de gran diámetro, tienen una baja resistencia vascular, aunque la movilidad a través suyo resulte lenta.

La modificación de la resistencia periférica depende, principalmente, de la acción sobre el diámetro de las diferentes arterias y arteriolas del centro cardiovascular medular, ya que a mayor tamaño o dilatación de su diámetro menor resistencia al paso de sangre se dispone.

### 6.2.4. La presión arterial

El cuarto elemento que constituye uno de los factores que influyen sobre el ciclo cardíaco del corazón es la presión arterial.

Tenerla en cuenta es conocer que la sangre está bajo presión hidrostática contra la pared de los vasos que la contienen como resultado de la acción de bombeo del corazón y el tamaño y la flexibilidad de las arterias. Por lo tanto, la presión arterial está directamente relacionada con el gasto cardíaco y su valor resulta inversamente proporcional a la resistencia vascular.

La presión arterial se mide bajo dos cifras: la presión sistólica y la diastólica. Una persona presenta hipertensión si tiene valores de alguna de ellas superiores a los de referencia, que para la presión arterial sistólica es de 120 milímetros de mercurio (mm Hg) y para la presión arterial diastólica es de 80 mm Hg.

La presión sistólica es la medida de la presión cuando el músculo cardíaco se contrae y bombea sangre y, por ello, es la presión máxima de los vasos sanguíneos (en la raíz de la aorta y las arterias). La presión arterial diastólica es la presión entre los latidos o ruidos cardíacos, que es cuando el corazón está en reposo y llenándose de sangre, de manera que es la mínima presión de los vasos sanguíneos observada en la aurícula derecha. Con ello, la presión sistólica refleja la contractilidad ventricular izquierda, mientras que la presión diastólica indica el estado de la resistencia vascular periférica.

Existen distintos mecanismos, como son el mecanismo de acción rápida, el control reflejo y el efecto hormonal, de cara a mantener unos valores de presión arterial que permitan la correcta irrigación de sangre desde el corazón al resto de células del cuerpo demandantes de oxígeno.

## 6.3. Enfermedades cardiovasculares

La enfermedad cardiovascular (ECV) es la principal causa de mortalidad en todo el mundo[1] y abarca una amplia gama de condiciones que afectan al corazón y la vascularización, incluidas las arritmias, las cardiomiopatías hipertróficas o idiopáticas, la insuficiencia cardíaca y la aterosclerosis.[2] Estas condiciones pueden conducir a eventos cardíacos fatales como accidente cerebrovascular, infarto de miocardio (conocido como ataque al corazón) o paro cardíaco.[3]

Un elemento que se debe considerar en el desarrollo de ECV es la hipertensión sostenida, que está asociada con la obesidad y que aumenta la poscarga ventricular izquierda, cuyo aumento de presión asociado para abrir la válvula aórtica obliga al ventrículo izquierdo a tener que contraerse con mayor fuerza.[4] Eso lleva a la hipertrofia patológica de las paredes ventriculares y a la dilatación de la cámara ventricular, que finalmente culmina en una disminución de la función miocárdica.[5]

A medida que disminuye la función miocárdica, el flujo sanguíneo resulta insuficiente, el oxígeno y los nutrientes no pueden cumplir con los requisitos fisiológicos o demandas del cuerpo, proceso que se conoce como insuficiencia cardíaca y que suele acabar desencadenando problemas severos de salud como taquicardias, fatiga extrema, congestión pulmonar, retención de líquidos y arritmias.[6]

Otra posible causa de ECV relacionada con la obesidad es la sobrecarga del corazón, que puede ocurrir independientemente de procesos de hipertensión.[7] Dicha sobrecarga puede llevar a desarrollar una resistencia a la insulina o una acumulación de lípidos internos del músculo por una β-oxidación ineficiente (en el siguiente capítulo se explicará en profundidad, pero, a grandes rasgos, es una serie de reacciones químicas involucradas en la vía aeróbica para el tratamiento de los lípidos o grasas en energía).[8, 9] La acumulación de lípidos acaba resultando algo tóxico (lipotoxicidad), lo que contribuye al desarrollo de la disfunción cardíaca.[10]

Queda patente, pues, que en el caso del corazón los cambios metabólicos preceden a los cambios estructurales y que, aunque la enfermedad cardiovascular puede surgir en respuesta a factores múltiples, actualmente la prevalencia de ECV relacionada con la obesidad está aumentando rápidamente gracias al estilo de vida más sedentario y proclive a los desajustes alimentarios.[11, 12]

La exposición persistente a un estilo de vida poco saludable y sedentario que suele conducir a la obesidad, da como respuesta también la progresión de la aterosclerosis, que es la forma más común de ECV.[13] Mientras que las células endoteliales normales pueden prevenir la adhesión de placa gracias a los leucocitos, bajo condiciones de obesidad las moléculas de LDL (lipoproteínas de baja densidad o, como vulgarmente se conoce, el «colesterol malo»), se oxidan causando células endoteliales y obteniendo moléculas de adhesión y químicamente atrayentes.[14] En respuesta, los macrófagos interactúan con las LDL oxidadas y las transforman en células espumosas,[15] que se fijan como placas de grasa dentro de las arterias y promueven, a su vez, una mayor formación de placa,[16] hasta causar una especie de pared espesa y dura que, si se hace suficientemente grande, puede llegar a inhibir el flujo sanguíneo o a provocar una trombosis.[17] A su vez, esa merma en el paso de sangre suele conducir hacia eventos cardíacos como el accidente cerebrovascular, el infarto de miocardio o el paro cardíaco, todos ellos de consecuencias que pueden llegar a ser fatales.[18]

Aunque más adelante se tratará el tema al hablar de los problemas coronarios en los atletas, es importante destacar que enfermedades cardiovasculares como la isquemia miocárdica, la hipertensión o las miocardiopatías se asocian con la dilatación ventricular gradual causada por la pérdida de miocitos, que es la célula que forma el tejido muscular cardíaco, y su sustitución por fibras de colágeno, lo que se conoce como fibrosis cardíaca.[19]

## 6.3.1. Las ECV y la cantidad de masa muscular

Una baja cantidad de masa muscular es un predictor independiente de mayores probabilidades de sufrir alguna cardiopatía,[20] se asocia con la calcificación de la arteria coronaria en adultos sanos de mediana edad y con el aumento de la mortalidad por enfermedad cardiovascular en poblaciones de riesgo, como lo son los mayores de sesenta y cinco años.[21]

Visto lo visto desde el punto anterior, se observa claramente que la combinación de pérdida de músculo esquelético y padecer obesidad aumenta la posibilidad de llegar a sufrir o desarrollar alguna alteración cardíaca o un fallo cardíaco.

En cambio, una mayor cantidad de masa muscular podría proteger contra el accidente cerebrovascular isquémico en adultos, de manera que constituye un elemento de supervivencia muy relevante en pacientes mayores de setenta años.[22]

La pérdida de masa muscular está relacionada también con las enfermedades metabólicas, puesto que como el músculo esquelético es el depósito principal de glucógeno, la pérdida de este tejido contribuye a la resistencia a la insulina, que a su vez está asociada con la disfunción mitocondrial y con la hipertrofia del ventrículo izquierdo.[23] Un ejemplo de ello podría ser que, en pacientes mayores de sesenta años con diabetes, se encontró que la mejora en los niveles de fuerza contrarrestó las pérdidas de masa muscular esquelética, potenciando de esta forma la capacidad funcional, el control glucémico y la disminución de los niveles de grasa visceral.[24]

Ante este tipo de problemáticas, el entrenamiento de fuerza permanece en gran parte ignorado, a pesar de su gran potencial terapéutico en cuestiones como las enfermedades cardiovasculares, puesto que se logra disminuir la presión arterial, los niveles de grasa corporal y las concentraciones de triacilglicéridos en el plasma,* lo que dificulta de forma significativa su deposición en forma de placa.[25]

### 6.3.2. Problemas detectados en atletas

A pesar de los beneficios ampliamente reconocidos del entrenamiento físico regular, el alto rendimiento puede estar asociado a mayor riesgo de arritmias e incluso con la muerte súbita cardíaca.[26]

El conocido como «corazón del atleta» es una condición benigna, que representa una adaptación normal al entrenamiento regular donde no suele ocurrir una pérdida de miocitos y la consecuente deposición anormal de colágeno, aunque diversos estudios han demostrado daño en el miocardio durante actividad física intensa y efectos a largo plazo en atletas de resistencia como inflamación del ventrículo derecho y fibrosis.[27, 28]

Es esta hipertrofia patológica, asociada con la necrosis o la muerte de parte del miocardio por una pérdida de miocitos reemplazados con una deposición excesiva de colágeno, la que aumenta la rigidez de los ventrículos, alterando su capacidad de contracción y relajación, la conducción eléctrica del corazón y la reducción de la densidad capilar. Todo ello conduce hacia la isquemia y la transición de la hipertrofia al fallo del sistema cardíaco.[29]

Para explicar la fibrosis cardíaca y la necrosis en el desarrollo del «corazón del atleta», es interesante la hipótesis

* El plasma es el componente líquido de la sangre en el que están suspendidos los glóbulos rojos, los leucocitos y las plaquetas. Está formado en un 90 por ciento por agua, además de contener sales minerales y proteínas necesarios para el buen funcionamiento del organismo.

del núcleo isquémico, que dice que el cardiomiocito hipertrofiado se vuelve isquémico cuando su superficie excede la distancia en la que el oxígeno se puede difundir a través de los capilares adyacentes (un capilar es el vaso sanguíneo de menor diámetro en un animal). Al no poder obtener oxígeno las células del miocardio por un ineficiente gradiente de capilares, se genera una depresión contráctil y la muerte celular.[30]

Por otro lado, datos recientes sugieren que la enzima de Akt (grupo de enzimas que participan en varios procesos relacionados con el crecimiento y la supervivencia celular) podría estar implicada tanto en el crecimiento cardíaco adaptativo positivo como patológico, pues parece que una pobre angiogénesis miocárdica, o creación de miocardio, podría estar relacionada con una hipertrofia fisiológica excesiva, llevando a la consecuente insuficiencia cardíaca.[31] En esta línea, La Gerche y colaboradores demostraron fibrosis de miocardio en atletas, lo que sugiere que el corazón tiene una tolerancia limitada a la sobrecarga generada al entrenar.[32]

Las anormalidades auriculares y las miocardiopatías en el ventrículo derecho por fibrosis cardíaca o ARVC (siglas del inglés *Arrhythmogenic Right Ventricular Cardiomyopathy*) se pueden dar en atletas, con diferentes grados de peligrosidad. Pueden desarrollarse leves aumentos en el volumen y el diámetro de las aurículas como resultado de adaptaciones fisiológicas al entrenamiento,[33] pero también se pueden padecer arritmias. El equipo de Hein Heidbuchel, profesor de cardiología de la Universidad de Amberes, observó que las arritmias ventriculares casi siempre surgen en el ventrículo derecho del atleta y que suelen estar asociadas con anormalidades estructurales y funcionales leves del ventrículo derecho.[34]

Se ha visto también que el entrenamiento extenuante y prolongado puede causar disfunción del ventrículo derecho, generalmente transitoria, con evidencia de aumento de daño cardíaco y un síndrome similar a la ARVC,[35] presente entre el 4 y el 22 por ciento de los atletas con muerte súbita cardíaca.[36] Así, resulta intrigante cómo el entrenamiento intenso promueve la disfunción aguda y transitoria del ventrículo derecho y puede conducir a una remodelación estructural y al desarrollo de arritmias del ventrículo derecho tras una práctica continuada de alto nivel, como es el caso de los atletas.

Más estudios recientes han informado de que los pacientes con ARVC que hacen entrenamiento de resistencia tienen arritmias ventriculares más frecuentes y tienen más probabilidades de sufrir daño cardíaco.[37] Además, los estudios del cardiólogo Abhishek Sawant sugieren que los atletas de resistencia están altamente presentes entre los pacientes que han sufrido ARVC,[38] sin evidencia de predisposición genética de estos individuos a la enfermedad.[39]

Quizás la conclusión más lógica sea que la miocardiopatía arritmogénica del ventrículo derecho (ARVC) o síndromes similares pueden desarrollarse en una pequeña proporción de atletas de resistencia, sin esclarecerse todavía bajo qué tipo de entrenamiento ni ante qué predisposiciones genéticas.

En definitiva, no se debería desalentar a la población a la práctica de ejercicio intenso y el desarrollo de actividad física, pues, aunque existen problemas que se pueden relacionar con un atleta, el porcentaje de población que suponen los deportistas profesionales de élite y los atletas es suficientemente bajo como para extrapolarlo al resto de la población. Además, se entiende que la carga de trabajo y la exigencia física asociada al rendimiento y la preparación de los atletas es difícilmente asumible por la mayoría de la sociedad.

### 6.3.3. Prescripción médica tras una ECV

Una característica definitoria de la insuficiencia cardíaca es la intolerancia al entrenamiento, resultando, hasta 1950, en una prescripción sistemática la del reposo en cama.[40]

Sin embargo, se ha documentado y demostrado que un programa de rehabilitación monitorizado, usando una intensidad media o moderada en la actividad, resulta un método seguro y terapéutico para pacientes con insuficiencia cardíaca,[41] mientras que otros estudios constatan que también se mejora la aptitud cardiorrespiratoria cuando se ve aumentada la capacidad de resistencia al entrenamiento o a la actividad física en general,[42] junto con un aumento del pico de $VO_2$ (cantidad de oxígeno que se absorbe), de entre el 12 y el 31 por ciento.[43]

En referencia a entrenamientos más intensos, un estudio aportó que pacientes con insuficiencia cardíaca toleraron un protocolo de entrenamiento basado en HIIT durante doce semanas, consiguiendo así beneficios similares en comparación con los pacientes sometidos a entrenamiento moderadamente intenso o de carácter continuo (el grupo de control), incluyendo remodelación ventricular izquierda mejorada y mayor capacidad aeróbica.[44] Otro estudio encontró que, tras cuatro semanas de entrenamiento tipo HIIT en pacientes con insuficiencia cardíaca, se mejoraba el pico de $VO_2$ y se reducía su disfunción diastólica, en comparación con sus valores previos y los datos del grupo de control.[45]

Sin entrar a valorar qué programa de entrenamiento sería más eficiente o garantizaría menos riesgos para los pacientes, lo que queda claro es que la prescripción médica tras una enfermedad cardiovascular, después de pasar el período de recuperación pertinente al tratamiento o la posible operación quirúrgica, debería ir más en la línea de hacer ejercicio o entrenamiento para mejorar los índices de fuerza y el tono muscular de la persona, en lugar de en la línea del reposo o la inactividad duradera.

## 6.4. El papel del entrenamiento

Ya se han ido dando pinceladas durante este capítulo del papel beneficioso del entrenamiento con respecto a padecer y recuperarse de una enfermedad cardiovascular. Además, un aumento en la masa muscular producido normalmente al entrenar para mejorar la capacidad de generar fuerza, provoca un efecto antiinflamatorio a largo plazo que está inversamente relacionado con el aumento de la inflamación típicamente vista en las ECV y la obesidad.[46]

Pero es que el entrenamiento, en clave de adaptación sobre el tejido muscular esquelético, induce cambios en varios tipos de células y tejidos en todo el cuerpo:[47] aumenta el número de las mitocondrias presentes en la musculatura o genera una mayor creación o biogénesis de adipocitos,[48] miocitos del músculo esquelético y cardiomiocitos.[49] [50] Otro efecto adaptativo por el hecho de entrenar de forma adecuada es la mejora en el suministro de oxígeno en todo el cuerpo a través de la vasodilatación y la angiogénesis, que es la formación de vasos sanguíneos,[51] protegiendo al corazón contra procesos de isquemia o falta de oxígeno.[52]

Es importante también tener presente que el entrenamiento desarrollado de forma regular disminuye tanto la frecuencia cardíaca en reposo como la presión arterial, aumenta la hipertrofia cardíaca fisiológica no patológica,[53] mejora la perfusión miocárdica y aumenta los niveles de colesterol de lipoproteínas de alta densidad (HDL), que evitan la deposición de las de baja densidad (LDL) en forma de placa, que puede interferir en el flujo normal del torrente sanguíneo. Con todo, se reduce el estrés en el corazón y mejora la función cardiovascular.[54]

La evidencia científica muestra también que el entrenamiento después de sufrir un infarto de miocardio tiene efectos saludables en el ventrículo izquierdo del corazón, mediante la reducción de la presión al final de la fase diastólica en el ventrículo izquierdo o LVEDP (*Left Ventricular End-Diastolic Pressure*), un potente predictor de mortalidad después de un infarto.[55]

También existe la hipótesis de que el aumento de óxido nítrico (NO) que se genera después del entrenamiento, aumenta los factores angiogénicos, particularmente, el factor de crecimiento vascular endotelial (VEGF).[56] Si bien se desconocen los mecanismos asociados con ello, el entrenamiento induce la aterogénesis, aumenta la angiogénesis y protege al corazón frente al estrés vascular, disminuyendo así la posibilidad de sufrir un fallo cardíaco.[57]

Queda claro, pues, como ya se ha visto al hablar sobre las prescripciones médicas tras una enfermedad cardiovascular, que tanto para personas sanas como para personas en fases de recuperación tras una ECV, el entrenamiento resulta un elemento muy positivo y de un gran impacto en la calidad de vida y la salud de las personas.

### 6.4.1. Efectos sobre los ventrículos

La mayoría de los estudios referidos al corazón y los efectos sobre él al realizar actividad física se han centrado tradicionalmente en las consecuencias del entrenamiento sobre el ventrículo izquierdo.

Pero, como el sistema cardiovascular es un circuito cerrado, sin inicio ni fin sino que forma un continuo, es importante darse cuenta de que el rendimiento cardíaco está determinado por dos bombas en serie y que la salida de flujo sanguíneo del corazón será tan buena como lo marque el comportamiento de su peor ventrículo. Por lo tanto, no se debería tener únicamente en cuenta el ventrículo izquierdo, aun siendo el que expulsa bajo la acción del miocardio la sangre oxigenada hacia el resto del cuerpo por la aorta, pues la función del ventrículo derecho también es un marcador de pronóstico importante en afecciones patológicas como la insuficiencia cardíaca o el infarto agudo de miocardio.[58]

Así, aunque tradicionalmente estos problemas coronarios se hayan considerado propios de un mal comportamiento del ventrículo izquierdo, se puede relacionar perfectamente el grado de disfunción del corazón a través de la tolerancia al entrenamiento de su lado derecho.[59]

Sobre los efectos directos en ambos ventrículos al entrenar, éstos resultan marcadamente diferentes. Inmediatamente después de finalizar la actividad, el ventrículo izquierdo tiene aproximadamente las mismas dimensiones que antes de la actividad. Por el contrario, las dimensiones del ventrículo derecho aumentan y su fracción de eyección disminuye inmediatamente después de entrenar para terminar de recuperarse a niveles normales transcurrida una semana.[60]

Durante el entrenamiento, la pared del ventrículo derecho aumenta su estrés en un 170 por ciento, mientras que la del izquierdo lo hace en sólo un 23 por ciento.[61] Con cada sesión de entrenamiento, este comportamiento sobre el ventrículo derecho tiende a mejorar al desencadenarse mecanismos de reparación y remodelación sobre él.[62] En este sentido, en el estudio de 2003 de Heidbuchel y colaboradores,[63] aparte de señalar la ya comentada relación entre las arritmias ventriculares y el lado derecho del corazón, se sugirió que las lesiones repetitivas del ventrículo derecho junto con períodos de recuperación insuficientes conducen a alteraciones crónicas de éste.

Por otro lado, cuando el entrenamiento es extenuante y prolongado, puede ocurrir una lesión cardíaca, que afecta desproporcionadamente al ventrículo derecho,[64] con lo que el grado de disfunción de éste parece ser dependiente de la intensidad y la duración de la actividad.[65]

### 6.4.2. Adaptaciones mitocondriales

Las mitocondrias son unos orgánulos presentes en diversas células el cuerpo, entre ellas, las fibras musculares, cuya función es la de obtener energía usando el oxígeno.

Muchos de los beneficios al entrenar se deben a adaptaciones mitocondriales en todo el cuerpo. La mejora de la aptitud cardiorrespiratoria a largo plazo, el aumento del volumen mitocondrial, el evitar la saturación de mioglobina en el tejido muscular esquelético y la mejora de la capacidad oxidativa del músculo esquelético son algunos ejemplos de ello.[66]

La biogénesis mitocondrial incrementa la capacidad para oxidar ácidos grasos.[67] Uno de los efectos de aumentar la capacidad de las mitocondrias para prevenir la oxidación se traduce en una mayor protección del corazón al daño asociado a las isquemias. Sin embargo, en escenarios de insuficiencia cardíaca avanzada, diabetes u obesidad, se puede desarrollar resistencia a la insulina miocárdica, que dificulta la captación de glucosa y acelera la disfunción cardiovascular.

En cuanto a la reparación celular, el entrenamiento produce dos efectos contrarios e interesantes sobre las especies reactivas con el oxígeno (ROS).* Por un lado, aumenta la

* Las especies reactivas con el oxígeno (ROS) son subproductos fisiológicos del metabolismo mitocondrial, necesarios para iniciar la reparación celular.

producción directa de ROS a través de las mitocondrias y, por el otro, tal producción se reduce por el aumento de la acción de los sistemas antioxidantes.[68]

### 6.4.3. El efecto endocrino de las mioquinas

La inflamación del organismo de forma crónica está emergiendo como un factor de riesgo para las enfermedades cardiovasculares.[69] De hecho, las citoquinas inflamatorias, propias del efecto endocrino del tejido adiposo, se han asociado con aumentos en el riesgo de enfermedad coronaria y de diabetes tipo 2.[70, 71] Por lo tanto, la disfunción del tejido adiposo impulsado por la obesidad contribuye al desarrollo de enfermedades cardiovasculares al potenciar las citoquinas inflamatorias en detrimento de las antiinflamatorias.[72]

Precisamente, el efecto antinflamatorio y, por lo tanto, beneficioso ante la disfunción del tejido adiposo, se produce a raíz del entrenamiento eficaz en cuanto a lograr el desarrollo de mejoras adaptativas sobre el tejido muscular esquelético y la consecuente secreción de diferentes mioquinas que se relacionan e interactúan con otros tejidos del cuerpo, incidiendo incluso en la expresión de determinados genes, relacionados, sobre todo, con la actividad mitocondrial.

Las mioquinas son citoquinas o péptidos producidas por las células del músculo esquelético y posteriormente liberadas al torrente sanguíneo tras un esfuerzo contráctil. Son de gran interés para la funcionalidad del organismo por su efecto endocrino, como en el caso de la salud cardiovascular, donde una mayor secreción de mioquinas como la IL-6, la mionectina, la FSTL-1 y el NDNF aumentan las acciones protectoras sobre la función cardiovascular.[73]

La IL-6 es una citoquina proinflamatoria derivada principalmente de células inmunes o adipocitos. Niveles elevados de IL-6 circulante están asociados con varias afecciones crónicas, incluida la diabetes tipo 1,[74] y con un aumento del riesgo de sufrir una enfermedad cardiovascular,[75] sobre todo, en la población anciana donde puede significar un mayor riesgo de muerte.[76]

Paradójicamente, cuando es secretada por una contracción muscular, la IL-6 tiene efectos positivos, que son mayores a medida que aumentan la duración y la intensidad del entrenamiento.[77, 78] En este caso, la IL-6 induce efectos metabólicos saludables que hacen disminuir el riesgo de sufrir alguna enfermedad cardiovascular, como el aumento de la lipólisis y de la oxidación de grasas en el tejido adiposo[79] o la reducción de la resistencia a la insulina del tejido muscular,[80] efectos que mantienen la glucemia, que es el contenido de glucosa en sangre, dentro de niveles saludables.[81]

Con respecto a la función cardiovascular, la IL-6 puede reducir su inflamación al inhibir el factor de necrosis tumoral α (TNF-α).[82] Esto tiene un efecto protector sobre la salud cardiovascular, porque el TNF-α está involucrado en la formación de aterosclerosis,* el desarrollo de insuficiencia cardíaca y complicaciones posteriores como el infarto de miocardio.[83]

Por otro lado, a la mioquina conocida como mionectina se le asocian efectos protectores sobre la salud cardiovascular. Estudios con ratones han mostrado que los ejemplares deficientes en mionectina tenían mayor predisposición a sufrir isquemia, con un mayor riesgo de sufrir una lesión en el corazón o un infarto de miocardio.[84]

* La aterosclerosis es un tipo específico de arteriosclerosis, aunque a veces los términos se utilizan indistintamente, referido a la acumulación de grasas, colesterol y otras sustancias dentro y sobre las paredes de las arterias, formando una placa que puede restringir el flujo sanguíneo.

En cuanto a la proteína FSTL-1, ésta fomenta un aumento de las funciones protectoras contra la isquemia y la hipertrofia del corazón. En estudios en ratones y cerdos a los que se les administró sistemáticamente FSTL-1, se produjo una reducción de la apoptosis, la inflamación y el grado de lesión después de sufrir isquemia.[85] Otro estudio demostró que esta mioquina estimula la activación de los fibroblastos, necesarios para la reparación celular, protegiendo al corazón de la ruptura de tejido después de sufrir isquemia.[86] La presencia de FSTL-1 secretada por el tejido muscular esquelético como respuesta al entrenamiento, además, aumenta y favorece la reparación del daño cardiovascular, mejorando de tal modo la función del sistema cardiovascular.

La última mioquina relacionada con el sistema cardiovascular, conocida como el factor neurotrófico derivado de neuronas, o NDNF, es una proteína secretada por el músculo esquelético, asociada en el caso del sistema cardiovascular[87] con la reducción de la hipertrofia miocárdica y de la apoptosis, que es sinónimo de muerte celular, en los corazones que han sufrido infarto de miocardio.[88]

### 6.4.4. El origen de los beneficios de entrenar

El incremento de la fuerza muscular hace que el sistema cardiovascular aumente sus prestaciones y, por otro lado, disminuyan las probabilidades de sufrir alguna enfermedad cardiovascular.

Se puede afirmar con rotundidad que con las mejoras adaptativas en el tejido muscular esquelético, o adaptaciones periféricas, se obtienen adaptaciones y mejoras sobre el sistema cardiovascular, tanto en la funcionalidad del corazón como en el flujo de sangre a través de las diferentes arterias y venas.

Creer que se puede incidir directamente sobre el sistema cardiovascular en su conjunto, o sobre el corazón de forma particular, resulta un error. Una cosa es que una persona deba moverse manteniendo una vida activa, realizar actividad física o entrenar para lograr un correcto retorno venoso por el hecho de usar el cuerpo y que la sangre desoxigenada pueda retornar al corazón en cantidades suficientes, y otra asumir que eso incide sobre mejoras en el sistema cardiovascular o la capacidad de bombeo del corazón, porque, de nuevo citando la ley de Frank-Starling, la sangre eyectada por la aorta y las arterias coronarias depende de la sangre que recibe de retorno el corazón mediante las venas.

Precisamente, creer que es el desarrollo de una actividad de cardio lo que promueve las adaptaciones y mejoras funcionales sobre el sistema cardiovascular y su principal órgano, el corazón, es una de las principales confusiones existentes acerca del cardio y sus beneficios.

Realmente, tales mejoras sobre el corazón y el flujo de sangre vienen como resultado de querer adaptar su funcionamiento a las necesidades del tejido muscular esquelético, a través de ciertas mioquinas como hemos visto, en cuanto a la cantidad de oxígeno que requiere para hacer frente a las demandas de fuerza que le induce el sistema nervioso central, de cara a poder solventar los retos externos en forma de fuerzas que percibe éste del mundo exterior.

Por lo tanto, no existe ningún tipo de entrenamiento o actividad física, sea cardio o no, que logre mejorar de forma directa, específica o discriminada, el corazón o el sistema cardiovascular.

No es posible puesto que el sistema cardiovascular se adapta a las necesidades del resto del cuerpo en cuanto a la demanda de oxígeno que requieren, especialmente, las del tejido muscular esquelético. Gracias a una mejora o adaptación previa del tejido muscular esquelético se lograrán cambios sobre el corazón y el resto del sistema cardiovascular, por el efecto endocrino de ciertas mioquinas, secretadas gracias al desarrollo de las contracciones musculares esqueléticas. Eso no quiere decir que haciendo cardio no se obtengan mejoras sobre el corazón o el sistema cardiovascular. Simplemente, que esas mejoras no son exclusivas de la práctica de cardio y que vienen precedidas de adaptaciones sobre el tejido muscular esquelético, no por el hecho de realizar algún tipo concreto de actividad o método de entrenamiento.

## 6.5. Conclusiones

Hemos visto que el sistema cardiovascular es un circuito cerrado de transporte de sangre oxigenada hacia las células del cuerpo demandantes de él, y de sangre desoxigenada de retorno al corazón, que es el órgano encargado de bombear esa sangre desoxigenada a los pulmones y de eyectar la que recibe de éstos, oxigenada, hacia el resto del cuerpo y a sí mismo a modo de autoirrigación.

En cuanto al comportamiento del corazón, se ha determinado que el correcto desarrollo de su ciclo cardíaco depende del gasto cardíaco logrado (o sangre expulsada por minuto), del retorno venoso (o sangre que recibe desde las venas), de la resistencia vascular que debe vencer el torrente sanguíneo al pasar por los vasos sanguíneos y de la presión necesaria para abrir las diferentes válvulas. De todo ello, hemos dictaminado que un factor importante es el retorno venoso, pues es un elemento que no depende de la propia acción del corazón, sino de la capacidad contráctil de los músculos que logra abrir y cerrar las válvulas presentes en las venas y poder así propulsar la sangre en contra de la gravedad.

En cuanto al desarrollo de actividad física y entrenamiento, sin entrar en cómo se desarrollan y con qué potenciales riesgos interactúa la persona en determinados modelos o metodologías, se puede afirmar que es algo beneficioso para la sociedad en su conjunto. Aunque se tiene evidencia de problemas coronarios detectados en atletas, la cantidad de éstos con respecto al total de la población supone un bajo porcentaje estadístico, por estar dichos atletas sujetos a un ambiente de exigencia física, mental y emocional tal que no resulta extrapolable a la gran mayoría de las personas.

A raíz del entrenamiento recurrente, se han visto diferentes adaptaciones como la evolución mitocondrial de las fibras musculares, tanto en número como en aumento de tamaño, que potencian la capacidad oxidativa del cuerpo y disminuyen la exigencia sobre el sistema cardiovascular, también la hipertrofia no patológica del corazón (la que no induce a la fibrosis cardíaca) y la secreción de ciertas mioquinas por parte del tejido muscular esquelético.

Además de lograr mejoras funcionales y un efecto antiinflamatorio antagónico al del exceso de tejido adiposo o la obesidad, los efectos de entrenar de forma recurrente que conllevan mejoras sobre el tejido muscular esquelético también se plasman en una mayor protección sobre la función cardiovascular y la estructura de los elementos que la integran.

Pero quizá la mayor conclusión que se puede sacar de este capítulo es que el sistema cardiovascular, y el corazón como su órgano principal, trabajan bajo la demanda de oxígeno y nutrientes del resto de tejidos y órganos demandantes del organismo. En especial, las del tejido muscular esquelético. Con ello, uno se debe dar cuenta de que las adaptaciones en cuanto a la estructura y el funcionamiento del corazón, junto con el comportamiento del sistema cardiovascular, se llevarán a cabo por el efecto endocrino del propio tejido muscular esquelético, no por realizar ninguna actividad concreta.

Por lo tanto, el cardio no mejora de forma directa ni específica el corazón o el sistema cardiovascular, como tampoco la práctica de por sí de ningún tipo de actividad física o método de entrenamiento concreto. Los cambios, adaptaciones o mejoras tienen su origen en adaptaciones previas en el tejido muscular esquelético que, como principal demandante de oxígeno del cuerpo, promueven cambios y mejoras sobre el resto de los sistemas que le dan soporte, como es el caso del cardiovascular en este caso, para mejorar su función contráctil.

En definitiva, más que hacer algún tipo de cardio, el que sea, si se quiere mejorar la morfología y el comportamiento tanto del corazón como del sistema cardiovascular, el foco debería estar en cómo lograr mejoras sobre el tejido muscular esquelético que potencien el efecto endocrino de las mioquinas que secreta, porque aunque el cardio es un agente de cambio y con él se pueden lograr mejoras sobre el corazón y el sistema cardiovascular, no son exclusividad de su práctica ni son por causa directa de ésta (más adelante se verá que tampoco es la forma más eficiente de lograrlas). Lo que sí aporta el cardio, al igual que cualquier actividad que fomente el uso de la musculatura y, especialmente, de las piernas, es un buen retorno venoso para que el corazón disponga de la cantidad de sangre desoxigenada suficiente como para que pueda realizar su ciclo cardíaco de forma eficaz.

# 7

# El cardio y la mejora aeróbica

En este capítulo analizaremos dos justificaciones para hacer cardio, bastante recurridas junto con el ya tratado efecto cardiovascular.

Una de ellas es el hecho de buscar una mejora sobre la vía aeróbica de obtención de energía por encima de los procesos anaeróbicos. Para poder dar veracidad a ello, se debería poder constatar que se puede dar uso de estos procesos aeróbicos de forma aislada de los anaeróbicos.

El otro aspecto que se debe considerar es la mejora con respecto a la capacidad aeróbica de una persona. En este caso, resulta clave entender qué es realmente la capacidad aeróbica y cómo se puede lograr maximizarla.

## 7.1. Lograr aislar la vía aeróbica

El metabolismo es la cualidad que tienen los seres vivos de cambiar químicamente la naturaleza de ciertas sustancias. Éste se divide en dos procesos, dependientes entre sí: catabolismo y anabolismo. En el catabolismo se libera energía a partir tanto de reacciones que requieren de oxígeno, o aeróbicas, como de aquellas que no lo necesitan (aunque sí esté presente), o anaeróbicas. Por el contrario, en un proceso anabólico se utiliza la energía generada en el catabolismo para crear componentes celulares, recomponiendo enlaces químicos. La combinación de ambos tipos, anaeróbico y aeróbico, permite obtener energía de los tres diferentes sustratos energéticos, como son los ácidos grasos procedentes de las grasas, la glucosa desde los carbohidratos y los aminoácidos desde las proteínas, ante diferentes demandas.

Nuestro organismo utiliza para su funcionamiento energía química, en forma de una molécula llamada trifosfato de adenosina, ATP, compuesta de una base nitrogenada, un azúcar de cinco carbonos llamado adenosina formada por adenina y ribosa, y tres grupos fosfato. Es la eliminación de los enlaces de los diferentes grupos fosfato lo que libera una gran cantidad de energía útil.

Los nutrientes orgánicos que se usan metabólicamente son las proteínas, los polisacáridos y los lípidos, que se degradan a sus monómeros como aminoácidos, glucosa y ácidos grasos, respectivamente. Dichos monómeros son transportados a las células para, mediante una serie de procesos químicos, obtener energía en forma de moléculas de ATP o equivalentes energéticos a él.

La relación de los diferentes procesos de tratamiento de la glucosa, los aminoácidos proteicos y los ácidos grasos lipídicos depende de la secreción de insulina o glucagón por parte del páncreas. La función de dichas hormonas es opuesta, siendo la del glucagón elevar el nivel de azúcar en sangre, y el de la insulina descenderlo.

Aunque el cuerpo humano hace uso de glucosa, ácidos grasos y aminoácidos, los dos primeros suelen ser las principales fuentes de energía. Los depósitos de grasa contienen más del doble de energía por gramo que los de carbohidratos (9 kcal/g para las grasas y 4 kcal/g para los carbohidratos) y pueden producir mucha más cantidad de energía, unos 147 ATP por cada molécula de ácido esteárico (ácido graso saturado de 18 átomos de carbono) por los 38 ATP mediante una molécula de glucosa a través de la denominada vía aeróbica.

Por su parte, la oxidación de los lípidos o grasas necesita de más oxígeno que en el caso de los carbohidratos, concretamente, 26 moléculas de $O_2$ por cada molécula de ácido esteárico, mientras sólo se necesitan 6 moléculas de oxígeno por cada molécula de glucosa. Además, la velocidad de obtención energética en el caso de los lípidos es menor que en el caso de los carbohidratos, puesto que se pueden obtener de 2,5 a 5 veces más ATP por unidad de tiempo desde estos últimos con respecto a las grasas o lípidos, mediante las vías anaeróbicas de obtención de energía.

Otra diferencia es que los carbohidratos son almacenados en presencia de agua, mientras que las grasas lo hacen en forma de anhidra, que no contiene agua. Por eso, a los carbohidratos se los considera «más pesados» en comparación con los lípidos.

Dentro del cuerpo, los carbohidratos se presentan en forma de glucógeno (una transformación de la glucosa), tanto en los músculos como en el hígado. Tales depósitos no son excesivamente abundantes —unos 400 gramos en todo el tejido muscular para un varón de unos 80 kilogramos de peso (las personas entrenadas suelen tener mayor cantidad) y de 80 a 100 gramos en lo referente al glucógeno hepático—. Existe también una serie de sustratos de plasma en forma de glucosa y lactato que suelen representar unos 20 gramos más de glucógeno. En total, los depósitos energéticos de glucógeno presentes en el cuerpo, transformables para su procesado de nuevo en glucosa, son de unas 2.000 kilocalorías.

Por su parte, los depósitos de grasas son mucho más abundantes y resultan ser dinámicos, lo que significa que, ante un balance negativo (más gasto que obtención de energía), el tamaño de las células decrecerá.

La mayor cantidad de grasa presente en el sistema se encuentra en forma de tejido adiposo, ya sea subcutáneo o visceral. También se almacena en el músculo, estimándose esa grasa interna muscular en unos 300 gramos en todo su conjunto, para unos 18 kilogramos de masa muscular en un varón de 80 kilogramos de peso, pudiendo variar desde los 100 a los 600 gramos. Las reservas energéticas totales en forma de grasas que se pueden estimar en una persona son de unas 110.000 kilocalorías, mucho más abundantes por lo tanto que las de glucógeno.

Es decir, los lípidos o grasas de los que se obtienen los ácidos grasos tienen mucha más presencia en el cuerpo humano, acumulan mayor cantidad de energía, pesan menos y de ellos se puede obtener mucha más energía en comparación con la glucosa, obtenida desde los carbohidratos. Pero la ventaja sustancial del uso de la glucosa como sustrato energético en comparación con los ácidos grasos liberados desde el tejido adiposo, es que su velocidad para obtener energía es mayor para la vía aeróbica u oxidativa y mucho mayor en el caso de las vías metabólicas puramente anaeróbicas.

En cuanto a los procesos o vías de obtención de energía, hay de naturaleza anaeróbica, donde no se da uso de oxígeno en sus reacciones químicas, aunque éste esté presente, y la vía aeróbica. Su clasificación esquemática para su explicación es la siguiente:

- Vía anaeróbica aláctica o sistema de los fosfágenos.
- Vía anaeróbica láctica o glucólisis rápida.
- Vía aeróbica, dividida en dos etapas:

- Procesos anaeróbicos previos.
- Sistema oxidativo:
  - Obtención de acetil-CoA.
  - Ciclo de Krebs y cadena de transporte de electrones.

Mientras la glucosa puede usarse como sustrato en todas las vías metabólicas, tanto anaeróbicas como aeróbicas, el procesado de los ácidos grasos y los aminoácidos está relacionado con la vía aeróbica, aunque el tratamiento por esta vía tanto de los aminoácidos como de la glucosa resulta más rápido que el de los ácidos grasos, como se verá en las siguientes páginas.

## 7.2. Vías anaeróbicas

Las vías anaeróbicas son dos, la vía anaeróbica aláctica y la láctica, que se diferencian entre sí por el hecho de obtener como producto, o no, lactato.

En ambos casos, se procesan únicamente los carbohidratos como materia prima, en forma de glucosa, y en todos sus procesos y reacciones químicas se prescinde del uso de oxígeno, aunque esté presente.

La vía anaeróbica aláctica, también conocida como el sistema de los fosfágenos, se activa ante cualquier demanda energética y es la única fuente posible en actividades cortas en el tiempo y de alto grado de intensidad. Se basa en una reacción química reversible* para la obtención de ATP o fosfocreatina, a partir de la estimulación de la enzima crea-

* Una reacción reversible es una reacción química en la cual los productos de la reacción pueden volver a combinarse para generar los reactivos. Una irreversible es de naturaleza contraria, donde los productos no pueden volver a generar los reactivos.

tina quinasa (CK), también conocida como creatina fosfoquinasa (CPK). Proporciona mucha energía, pero durante poco tiempo, ya que tanto el ATP como la fosfocreatina se acumulan en el músculo en cantidades pequeñas, mayoritariamente en las fibras de tipo II (denominadas también rápidas, blancas o glucolíticas).

Por otro lado, tanto si la actividad cesa como si su intensidad disminuye lo suficiente como para que participen otras vías de obtención de energía, se produce un descenso en la actividad de la CK y, por ende, de la vía anaeróbica aláctica, aunque sigue participando en la obtención energética en su conjunto.

La vía anaeróbica láctica también se conoce como glucólisis (la he nombrado anteriormente como «glucólisis rápida» para diferenciarla de la glucólisis que se produce también por vía oxidativa). En un primer momento complementa la vía anaeróbica aláctica, pero, pasados unos dos minutos de actividad de elevada intensidad en cuanto a fatiga muscular, la vía anaeróbica láctica pasa a ser la principal fuente energética.

Al ser una glucólisis, es un proceso que se inicia por la acción de la enzima hexoquinasa sobre la glucosa y donde el producto final es el lactato, que viene a raíz de un subproducto llamado piruvato (en el caso de la vía aeróbica, la glucólisis se detiene al dar el piruvato).

Todo el proceso quedaría reflejado en la siguiente imagen, donde se muestra también el balance energético de ATP:

**Gráfico 7.1.** Vía anaeróbica láctica

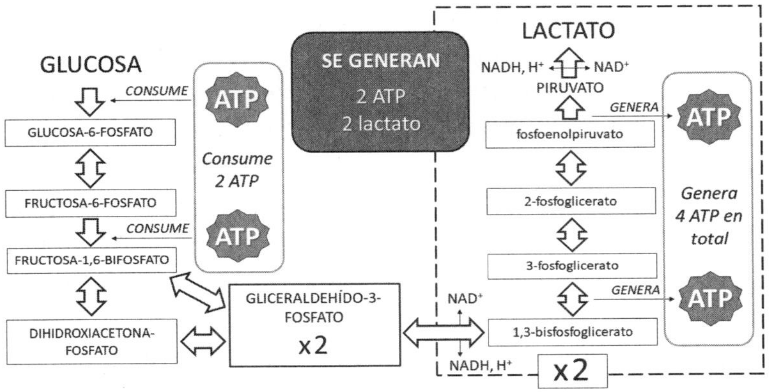


*Nota*: El gráfico representa la vía anaeróbica láctica o proceso de glucólisis rápida, donde a partir de glucosa se obtiene lactato. En una primera fase, se consiguen dos moléculas de gliceraldehído-3-fosfato a partir de una de glucosa, proceso mediante el cual se consumen 2 ATP. En la segunda fase, se genera una molécula de piruvato por una de gliceraldehído, generando así dos ATP. Como de la primera resultan dos moléculas de gliceraldehído y la segunda se repite, se logran finalmente dos moléculas de lactato a partir del piruvato y un balance energético total de dos ATP generados.
*Fuente*: Elaboración propia.

## 7.3. Vía aeróbica

La vía aeróbica es aquélla en la cual, en algún momento, entra en escena el uso de oxígeno. Consta de una serie de etapas anaeróbicas previas al sistema oxidativo, en el que hay otras reacciones anaeróbicas para obtener una sustancia llamada acetil-CoA, que origina la primera reacción del ciclo de Krebs dentro de la mitocondria.

### 7.3.1. Procesos anaeróbicos

La gestión de los carbohidratos y los lípidos o grasas desde la vía aeróbica requiere de una serie de procesos anaeróbicos para lograr unas sustancias determinadas, piruvato para el caso de los carbohidratos y ácidos grasos para el caso de los lípidos. En el caso de los aminoácidos, obtenidos desde las proteínas, no requieren de estos procesos anaeróbicos, pues ya entran de forma directa en el sistema oxidativo al poder degradarse directamente a acetil-CoA.

La etapa anaeróbica en el caso del procesado desde los carbohidratos, en forma de glucosa, la he llamado glucólisis lenta para diferenciarla de la glucólisis rápida o vía anaeróbica láctica, aunque de forma estricta se llamaría, simplemente, glucólisis. Consta de diez reacciones enzimáticas anaeróbicas que permiten la transformación de una molécula de glucosa en dos moléculas de piruvato.

Este proceso se lleva a cabo en el citosol, la parte líquida del citoplasma celular, y a modo gráfico sería así:

**Gráfico 7.2.** Glucólisis lenta

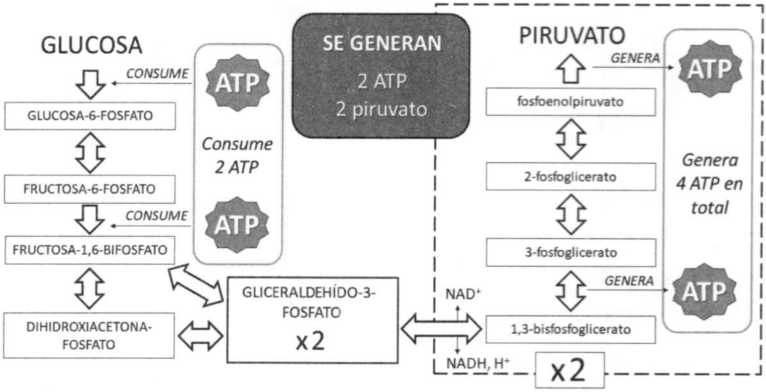


*Nota*: En el proceso de glucólisis lenta se obtienen al finalizar dos moléculas de piruvato y un balance energético total de dos ATP generados.
*Fuente*: Elaboración propia.

Hay que tener en cuenta que de la glucosa se obtienen dos moléculas intermedias de gliceraldehído-3-fosfato, requiriendo de dos ATP para ello. Cada una de estas moléculas de gliceraldehído-3-fosfato se transforma en una de piruvato, liberando dos moléculas de ATP, con lo que el balance directo sería la consecución de dos moléculas de piruvato y dos moléculas energéticas de ATP.

En el caso de los lípidos o grasas, hay dos fases anaeróbicas que debemos tener en cuenta: la lipólisis, que es proceso catabólico para la liberación de ácidos grasos, y el transporte de éstos hasta las mitocondrias.

En este sentido, hay que tener presente que existen grandes depósitos energéticos de grasa alejados de las células musculares, el tejido adiposo, y otros pequeños dentro de las propias células musculares, con lo que uno de los elementos clave, además de la cantidad de ácidos grasos que se podrá obtener de la lipólisis en cada caso, es la dificultad y el tiempo necesario para su envío a las mitocondrias para ser transformado en energía.

Tradicionalmente, se creía que durante la actividad física las concentraciones de ácidos grasos en el plasma se incrementaban junto con su consumo, aunque se redujera la tasa de extracción, sugiriendo que el consumo de ácidos grasos por parte del músculo era un proceso pasivo. Gracias a los descubrimientos de Turcotte y Kiens en los años noventa del siglo XX, se encontró que el consumo de ácidos grasos procedentes del tejido adiposo se saturaba y no se incrementaba linealmente, como sí ocurría en las concentraciones de ácidos grasos en sangre.[1] Es decir, se observó que la concentración de ácidos grasos se incrementó, pero no siguió una relación directa con su consumo. Asimismo, por encima de una cierta concentración de ácidos grasos se producía la saturación del proceso de transporte a la membrana celular sin que eso limitara su consumo.

Por lo tanto, como los depósitos internos musculares no son un elemento pasivo en cuanto a la obtención de ácidos grasos y la producción energética, se puede decir que existen dos formas de lipólisis: una a nivel interno celular y otra a nivel extracelular, que es donde la lipólisis actúa sobre el tejido adiposo, liberando al torrente sanguíneo ácidos grasos y glicerol, que es un alcohol con tres grupos hidroxilos.

De forma esquemática, las dos posibilidades para efectuar la lipólisis y el camino de los ácidos grasos obtenidos hasta una mitocondria dispuesta en una fibra muscular esquelética serían las siguientes:

**Gráfico 7.3.** Lipólisis y transporte hasta la mitocondria tanto desde el tejido adiposo como desde los depósitos grasos internos musculares

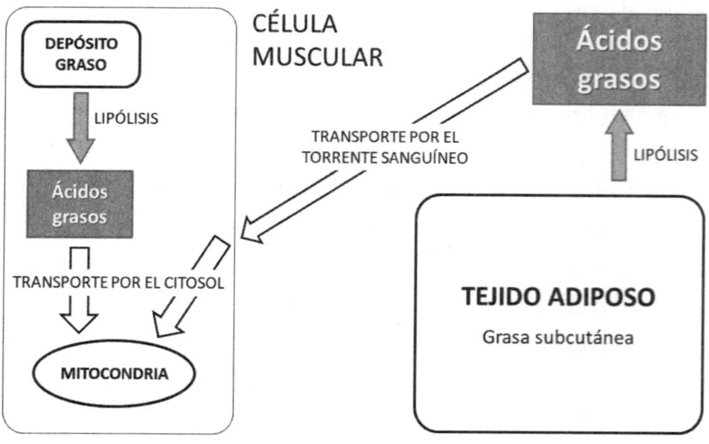


*Fuente*: Elaboración propia.

Otros aspectos importantes que hay que tener en cuenta, además del origen de los ácidos grasos, son el número de mitocondrias presente en las células musculares demandantes de sustrato energético, su tamaño y la presencia de otros sustratos energéticos como la glucosa, que reduce la oxidación de grasas por efecto de la insulina.

La lipólisis sobre el tejido adiposo se realiza a través de la hidrólisis de los triacilgliceroles (es el tipo de grasa más abundante en el cuerpo, formado por tres ácidos grasos y glicerol). El indicador directo de la cantidad de lipólisis efectuada suele ser la tasa de aparición del glicerol, que es liberado al no poder ser incorporado por los triacilglicéridos mediante un proceso conocido como esterificación.

Además, el efecto de las catecolaminas,* los glucocorticoides,** la hormona tiroidea estimulante y la hormona de crecimiento son buenos estimulantes para la lipólisis, mientras que el lactato, los cuerpos cetónicos y, especialmente, la insulina tienen un efecto inhibitorio.

La hidrólisis de triacilglicéridos, con la consecuente esterificación, es el llamado ciclo de triacilglicéridos-ácidos grasos, que permite a las células que forman el tejido adiposo ajustar la liberación de ácidos grasos rápidamente, a partir de las alteraciones en las demandas metabólicas. De este modo, se aumentan los ácidos grasos movilizados ante una escasez de glucosa disponible, disminuyendo la esterificación. De hecho, de las tres moléculas de ácidos grasos liberadas por cada molécula de glicerol, una o dos se incorporan al torrente sanguíneo, mientras que la o las restantes se destinan a una posible esterificación.

Tras su liberación hacia el torrente sanguíneo, los ácidos grasos procedentes de los depósitos subcutáneos se transportan, en este caso, hacia las células musculares esqueléticas. Una vez dentro de la fibra muscular, tanto estos ácidos grasos que provienen de los depósitos grasos subcutáneos como los que provienen de los pequeños depósitos internos celulares de triacilglicéridos, discurren hacia las mitocondrias para su transformación en energía útil para

* Las catecolaminas son un grupo de neurotransmisores segregados por el cuerpo y, entre ellas, destacan la adrenalina, la noradrenalina y la dopamina.

** Los glucocorticoides son hormonas que participan en la regulación del metabolismo de carbohidratos, grasas y proteínas.

realizar las contracciones musculares según demande el sistema nervioso central.

En cuanto a ese desplazamiento interno celular, hay evidencias que indican la existencia de un sistema de transporte de ácidos grasos a través de la membrana celular, si bien sus detalles aún se desconocen en gran medida. Se acepta que una o más proteínas, asociadas a la membrana de las células musculares, están involucradas en dicho transporte a través del citosol, que es la parte líquida de la célula, hasta las mitocondrias para su posterior tratamiento en su interior.

### 7.3.2. El sistema oxidativo

El sistema oxidativo se inicia con una serie de reacciones anaeróbicas para obtener acetil-CoA desde el sustrato que le llegue a la mitocondria.

Una vez obtenido, ese acetil-CoA dará inicio al ciclo de Krebs que, junto con la cadena de transporte de electrones que se desarrolla en paralelo con él, generará energía en forma de moléculas con un equivalente de ATP, junto con otros productos, como el $CO_2$, que se liberan al torrente sanguíneo para su traslado y su procesamiento.

### 7.3.3. Obtención del acetil-CoA

Según sea la procedencia del sustrato, se llevarán a cabo una serie de reacciones químicas u otras de cara a obtener acetil-CoA, que es el elemento con el que se inicia el ciclo de Krebs.

Concretamente, la mitocondria puede recibir piruvato desde los carbohidratos, ácidos grasos desde los lípidos, o directamente acetil-CoA en el caso de los aminoácidos procedentes de las proteínas, pues es una de las siete posibles transformaciones de un esqueleto carbonatado, obtenido junto al grupo amino*[16] al degradar un aminoácido, es acetil-CoA.

Para el caso del piruvato procedente de la glucólisis, se obtiene el acetil-CoA mediante el proceso de la descarboxilación oxidativa del piruvato. Interviene la enzima piruvato deshidrogenasa (en realidad, es un complejo formado por tres enzimas), liberando desde el piruvato un grupo carboxilo (COOH), $CO_2$ y un grupo acetilo con dos átomos de carbono, que es precisamente el acetil-CoA.

Por su parte, una vez llegan a la membrana externa de la mitocondria, los ácidos grasos se transforman en acil-CoA al encontrarse en dicho lugar con la enzima catalizadora de esta reacción, la acil-CoA sintetasa. Gracias al paso facilitado por la carnitina, también conocida como vitamina B11, el acil-CoA pasa a través de la membrana interna, ya que ésta es impermeable a los acil-CoA. Pasada la membrana interna de la mitocondria, el acil-CoA pasa a acetil-CoA mediante la β-oxidación, que es el proceso catabólico de cuatro reacciones oxidativas para obtener acetil-CoA a partir del acil-CoA, iniciándose entonces el ciclo de Krebs.

* La correcta eliminación del grupo amino, o $NH_2$, es muy importante, puesto que resulta relativamente fácil que acabe formando amoníaco en el organismo, un tóxico potencialmente peligroso, sobre todo para el cerebro, que puede originar hiperamonemia cuando se acumula. Esa eliminación se lleva a cabo en el hígado, mediante el llamado ciclo de la urea.

**Gráfico 7.4.** Etapas y transformaciones de los ácidos grasos que llegan a la mitocondria hasta llegar al tratamiento del ciclo de Krebs y la cadena de transporte de electrones.

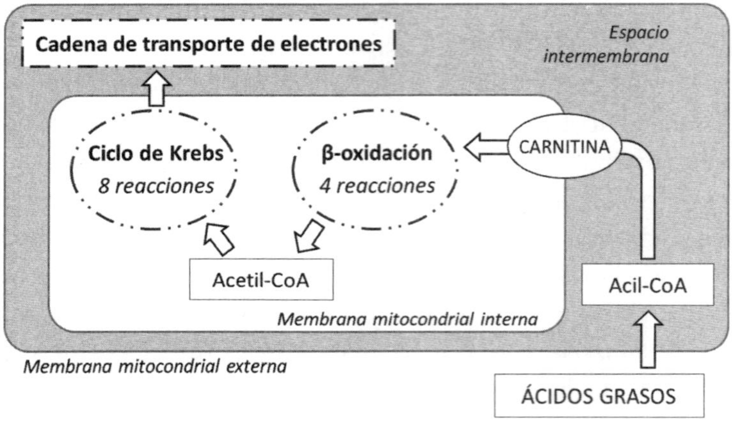


*Fuente*: Elaboración propia.

Debido a la necesidad de más reacciones químicas y pasos intermedios para obtener acetil-CoA desde los ácidos grasos, en comparación con el caso del piruvato o los aminoácidos, además del transporte en el caso de los ácidos grasos procedentes del tejido adiposo subcutáneo, el tratamiento desde los lípidos o grasas resulta más lento que en el caso de los carbohidratos. Por eso, el organismo da prioridad a la obtención energética desde la glucosa por delante de la de los ácidos grasos, aunque éstos aporten más energía y sus reservas sean mucho más abundantes.

## 7.3.4. Ciclo de Krebs y cadena de transporte de electrones

Una vez logrado el acetil-CoA dentro de la mitocondria, se inicia el ciclo de Krebs, un proceso de ocho reacciones químicas también conocido como el ciclo de los ácidos tricarboxílicos.

En paralelo al ciclo de Krebs, se desarrolla, a través de la membrana mitocondrial, la cadena de transporte de electrones. Debe su nombre a que es un proceso de transporte de electrones de una molécula a otra, lo que genera un aumento o gradiente de protones que fomenta la síntesis de moléculas energéticas de ATP por la acción de la enzima ATP sintasa (una enzima es una proteína compleja que produce un cambio químico específico).

**Gráfico 7.5.** Ciclo de Krebs

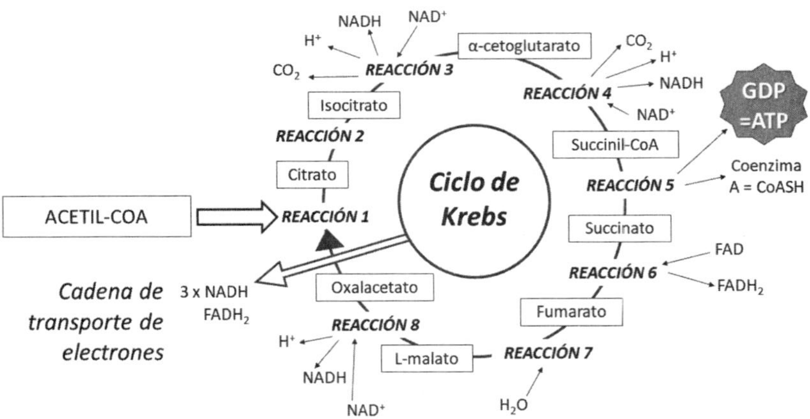


*Nota*: El gráfico muestra en detalle del ciclo de Krebs, con sus ocho reacciones químicas, resultando tres moléculas de NADH y una de $FADH_2$ que entrarán en la cadena de transporte de electrones.
*Fuente*: Elaboración propia.

La interacción de la cadena de transporte de electrones con el ciclo de Krebs surge porque, para generar el gradiente de protones, la cadena de electrones da uso de moléculas de NADH y $FADH_2$ que obtiene del ciclo de Krebs.

El papel del oxígeno en la vía aeróbica surge al final de las reacciones en la cadena de transporte de electrones, puesto que éste acepta los electrones que se movilizan en la cadena de transporte de electrones formando agua ($H_2O$) y bombeando protones al espacio intermembrana de la mitocondria, situado entre la membrana interna y externa de ésta, donde se localizan diversas enzimas. Como aceptor de electrones, el oxígeno mantiene activo su flujo, creando así el gradiente de iones de hidrógeno necesario para que funcione la enzima ATP sintasa, lo que propicia la generación de moléculas de ATP.

Por lo tanto, hasta la parte final de la vía aeróbica, el papel del oxígeno es inexistente, con lo que todas las reacciones químicas, todos los procesos y todas las etapas previas a este momento, son anaeróbicas. Por eso, resulta imposible biológicamente intentar separar los procesos aeróbicos de los anaeróbicos, puesto que la vía aeróbica requiere de etapas anaeróbicas previas para poder llevarse a cabo.

## 7.4. Mejorar la capacidad aeróbica

Suele relacionarse la capacidad aeróbica de una persona con la capacidad de sus pulmones para captar oxígeno, o el nivel de esfuerzo durante el desarrollo de una actividad física antes de que aparezca la presencia de lactato en la sangre (se recuerda que lactato no es lo mismo que ácido láctico. Este segundo se genera como producto de la glucólisis, pero es transformado rápidamente a lactato y un ion hidrógeno, H+, por su bajo pH. Por lo tanto, en el cuerpo humano únicamente hay la presencia de lactato). El primer concepto es la capacidad pulmonar, mientras que el segundo es el umbral anaeróbico.

Realmente, la capacidad aeróbica es la máxima capacidad que tiene la mitocondria de lograr energía en forma de moléculas de ATP u otros equivalentes energéticos químicos, mediante el uso del oxígeno en algún momento del proceso.

Por lo tanto, el hecho de aumentar o mejorar la capacidad aeróbica de una persona irá estrechamente relacionada con una mejora en los procesos que se llevan a cabo dentro de las mitocondrias, en la línea de aumentar su cinética en las diferentes reacciones químicas.

El uso de glucosa y ácidos grasos como sustratos para la obtención de energía se desarrolla en paralelo, variando su porcentaje según la demanda energética, aunque el uso de glucosa obtenida desde el glucógeno almacenado en la musculatura tendrá un papel predominante. Por eso, a no ser que haya una escasez en las reservas de glucógeno muscular, la mitocondria deberá intentar procesar el piruvato procedente de la transformación desde glucógeno para evitar que éste se fermente mientras espera a ser procesado. Ante actividades o entrenamientos de alta intensidad, donde la demanda de contracciones musculares y de obtención de energía en las mitocondrias es elevada, esa fermentación del piruvato se acaba produciendo, pues la velocidad en los procesos internos mitocondriales no es suficiente para compensar la fabricación de piruvato mediante la glucólisis.

Esa fermentación del piruvato produce lactato. Por lo tanto, un buen indicador para incentivar una mejora de la capacidad aeróbica resulta ser la producción de lactato, porque su presencia conlleva una adaptación del organismo para intentar acelerar los mecanismos internos de las mitocondrias y hay que evitar que ello ocurra, puesto que ese lactato luego se debe procesar en el hígado mediante el ciclo de Cori. Y eso necesita de un consumo energético para transformar el lactato a glucosa, para enviarla de nuevo al tejido muscular esquelético para su deposición en forma de glucógeno.

Por otro lado, también cabe destacar que la mejora en la cinética química de las mitocondrias es finita, marcada por el tiempo necesario para que se haga efectivo el efecto de la enzima piruvato deshidrogenasa, que cataliza la reacción irreversible de la transformación del piruvato a acetil-CoA.[2]

Así pues, si la mejora de la capacidad aeróbica se obtiene de forma práctica a través de la producción de lactato, será el entrenamiento suficientemente intenso sobre las propias fibras musculares, entendido como entrenamiento de alta intensidad, el que mejore la capacidad aeróbica de la persona.

Entonces, ¿el lactato no es algo malo o que se deba evitar? Incluso hoy en día parece poco saludable el hecho de producir lactato, pues este metabolito se ha considerado siempre un desecho o algo dañino para el cuerpo, ya que se creía que dificultaba el desarrollo de las contracciones musculares al generar acidez, aunque también se sabía que era un vasodilatador arterial y una fuente energética gracias a su procesado en el hígado, como parte del ciclo de Cori.

Gracias a nuevas investigaciones, el lactato se ha dejado de catalogar como un residuo metabólico para ser tratado como un metabolito de valor.[3] Además, es un vasodilatador arterial, lo que favorece el paso del torrente sanguíneo y el flujo de oxígeno hacia la musculatura y, al convertirse en un sustrato energético al transformarse en glucosa en el hígado, se ha visto que protege la célula frente a una acumulación peligrosa de iones de calcio (un exceso de iones de calcio puede provocar hasta la muerte de una célula), ayuda en los procesos de cicatrización e, incluso, protege ante hipoxias.

Además, también combate la acidosis en vez de promoverla, ya que, contrariamente a lo que se creía, no es el lactato su causante, sino los protones ($H^+$) que se producen en paralelo con él como consecuencia de la transformación del ácido láctico tras la glucólisis. De hecho, en la transformación de piruvato a lactato se consumen dos protones, con lo que más que generar acidez en el tejido muscular, que dificultaría el desarrollo de las contracciones musculares, lo combate.

## 7.5. Conclusiones

Saber si el cardio mejora los aspectos aeróbicos en una persona es preguntarse, por un lado, si se puede potenciar la vía aeróbica de obtención de energía por encima de los procesos anaeróbicos y, por otro, ver cómo se puede mejorar su capacidad aeróbica.

Sobre el primer aspecto, tras analizar todas las vías metabólicas de obtención de energía sobre la transformación de los diferentes sustratos energéticos, se ha visto que es biológicamente imposible separar las etapas anaeróbicas de la aeróbica, puesto que esta última siempre viene precedida de reacciones anaeróbicas, necesarias e imprescindibles para lograr los elementos que inician las reacciones aeróbicas, desarrolladas únicamente en el interior de las mitocondrias.

Por lo tanto, carece de todo sentido el denominado como entrenamiento aeróbico, o relacionar cualquier actividad, como por ejemplo el cardio, con una mejora de los procesos aeróbicos de forma aislada a los anaeróbicos. Porque eso es biológicamente imposible.

Por otro lado, conociendo que la capacidad aeróbica está relacionada con el propio desarrollo de la función de obtención de energía de las mitocondrias a través del sistema oxidativo, hemos visto que la forma de potenciarla es a través de incentivar la producción de lactato, como resultado de la fermentación del piruvato.

Por desgracia, en vez de relacionar la mejora de la capacidad aeróbica con la mejora en los procesos mitocondriales, se suele hacer con el hecho de lograr una mayor retención de volumen de oxígeno por parte de los pulmones ($VO_2$) o mediante un aumento del umbral anaeróbico, defendiendo que gracias al cardio se pueden lograr esos fines.

Esa mala interpretación de la realidad, además de no tener clara la propia definición de la capacidad aeróbica de una persona, suele ser consecuencia de dar prioridad a la técnica de medida para los test de resistencia cardiorrespiratoria, que suelen consistir en correr o pedalear en una bicicleta estática y, por lo tanto, son ejemplos clásicos de cardio. También, por el hecho de confundir una adaptación a una actividad concreta, como puede ser el poder correr durante más tiempo, con una mayor capacidad aeróbica, cuando en realidad es sobre su umbral anaeróbico o por una mayor eficiencia en el desarrollo de esa actividad. Y, asimismo, por intentar relacionar la mejora aeróbica con un mayor rendimiento del sistema cardiovascular, que como ya se ha visto en el capítulo anterior, no proviene de realizar cardio ni ninguna actividad o ningún entrenamiento concreto, sino por una adaptación o mejora sobre el tejido muscular esquelético, que conlleva un efecto endocrino en los sistemas que le dan soporte, como es el caso del sistema cardiovascular.

Por lo tanto, la mejora de la capacidad aeróbica se logra mediante actividades suficientemente intensas (a nivel de fatiga muscular, que no está relacionado específicamente con la sensación de cansancio o de sentir extenuación), como para colapsar a las mitocondrias en el tratamiento del piruvato que reciben desde el citosol, lo que provoca la aparición de lactato.

En el caso del cardio, aquello que más se podría acercar a esa idea serían opciones más intensas como el HIIT o el CrossFit, por ejemplo. Sin embargo, con ese cardio de naturaleza intensa también se debería evaluar el potencial riesgo que se tendría por su aleatoriedad en la magnitud de fuerzas por el uso de aceleraciones en tirones y frenadas, el descontrol sobre la presión arterial y la frecuencia cardíaca por la facilidad en realizar apneas, el elevado nivel de estrés articular, la pérdida de foco en una zona de trabajo por la elevada demanda técnica de algunos gestos usados, el componente emocional de la competición o de querer rebasar los propios límites, o la facilidad para que el sistema nervioso realice compensaciones que puedan desarrollar disfunciones o patrones de activación no deseados que potencien inhibiciones o sobrecargas.

# 8

## El cardio y «quemar» grasa

Como antesala, hay que puntualizar que las grasas no se «queman» sino que se oxidan, puesto que para transformarlas en energía se requiere su interacción con el oxígeno.

Dicho lo cual, el uso del cardio suele verse envuelto bajo objetivos de mejora de la imagen, relacionándose éstos con un afán por reducir la cantidad de grasa en el cuerpo. Determinar si con actividades propias del cardio se logra aumentar la oxidación de las grasas contenidas en los depósitos lipídicos subcutáneos es el principal propósito que abordaremos en este capítulo.

Como se ha visto en el capítulo anterior, el proceso que conlleva la utilización de las grasas como combustible para la obtención de energía consta de varias etapas, pero se pueden englobar en la lipólisis y el consumo de ácidos grasos. La lipólisis es el proceso catabólico mediante el cual se movilizan los ácidos grasos desde los lípidos, tanto desde las reservas del tejido adiposo como de los depósitos intramusculares, mediante la hidrolización de sus triacilglicéridos. En el caso de las reservas internas musculares, la liberación de ácidos grasos se produce hacia el citosol, mientras que en el caso del tejido adiposo se liberan ácidos grasos y glicerol hacia el torrente sanguíneo.

El organismo acaba teniendo preferencia por realizar la lipólisis desde los pequeños depósitos contenidos dentro de las fibras musculares, y no desde los grandes reservorios subcutáneos. Esto es así porque prima el hecho de poder obtener un sustrato energético muy cercano a las mitocondrias, aunque escaso, que tener que transportarlo desde el tejido adiposo, aunque allí haya grandes reservas. Incluso las adaptaciones fisiológicas para incentivar un mayor consumo de ácidos grasos están más alineadas con disponer de mayor cantidad de depósitos de triacilglicéridos intramusculares que con buscar una mayor lipólisis desde el tejido adiposo subcutáneo.

Como ya hemos visto en el capítulo anterior, liberados los ácidos grasos y llevados hasta la mitocondria, a través de su membrana externa se convierten en acil-CoA, que puede traspasar la membrana interna para llegar al interior de la mitocondria gracias a la carnitina o vitamina B11. Una vez allí, el acil-CoA se transforma a acetil-CoA mediante la β-oxidación, dando inicio seguidamente al ciclo de Krebs y la cadena de transporte de electrones.

Conocido cómo se logra energía mediante los lípidos, para discernir si el cardio fomenta la oxidación de las grasas mediante el uso de los ácidos grasos, en este capítulo veremos cómo se desarrolla el consumo de energía durante una actividad física a través de la variación en la lipólisis, la relación entre el uso de los ácidos grasos y la glucosa y cómo se justifica la elección del sustrato desde el cual se obtiene energía. Tras ello, se hará hincapié a qué ocurre cuando se finaliza dicha actividad, en cuestiones de consumo de energía y cambios o adaptaciones.

## 8.1. Mientras se hace actividad física

### 8.1.1. Variación de la lipólisis

La variación en la movilización de los ácidos grasos a través de la lipólisis viene por cambios en la concentración de diversas hormonas. Cuando se incentiva la lipólisis, por ejemplo, la concentración de insulina disminuye mientras aumenta la de glucagón, epinefrina, norepinefrina, la hormona de crecimiento y el cortisol. Sucede, pues, que las catecolaminas, que es el grupo hormonal de la epinefrina (o adrenalina), la norepinefrina y la dopamina, ejercen como estimulantes de la lipólisis, mientras que la insulina resulta ser un potente inhibidor, puesto que promueve un mayor uso desde la vía de la glucosa.

Respecto a la dependencia de la concentración hormonal con la tipología de actividad física que se realice, en un estudio dirigido por Johannes A. Romijn se encontró que, durante intensidades bajas de un 25 por ciento de $VO_2$ MÁX, la renovación de los ácidos grasos aumentaba cinco veces y la concentración de catecolaminas crecía en un 50 por ciento con respecto a sus valores en reposo.[1] Para actividades con intensidades mayores, los niveles de catecolaminas en plasma se incrementaron, de tres a seis veces para valores del 65 por ciento de $VO_2$ MÁX y de siete a diecinueve veces para valores del 85 por ciento de $VO_2$ MÁX, aunque en estos casos la renovación de ácidos grasos disminuyó.[2]

Durante los primeros minutos de desarrollo de una actividad física, la concentración de ácidos grasos en el plasma decrece como resultado de una insuficiente estimulación de la lipólisis como para hacer frente al incremento de consumo de ácidos grasos por parte del músculo. Dicha concentración se empezará a elevar una vez la lipólisis se active completamente (suprimiendo la esterificación) y se irá incrementando en consonancia con el aumento de la intensidad de la actividad, que lleva a una mayor demanda energética por parte del tejido muscular esquelético.

Relacionado con ello, en el estudio de Peter Arner y colaboradores, publicado en 1990, se observó que durante los treinta primeros minutos de actividad física, a un 40 por ciento de $VO_2$ MÁX, la esterificación de ácidos grasos se mantuvo reducida. Mientras que en reposo el nivel de esterificación era, aproximadamente, de un 70 por ciento de los ácidos grasos liberados, durante la actividad física ese porcentaje descendía hasta sólo el 25 por ciento.[3]

En otro estudio publicado en 1998, se obtuvo que, durante los treinta primeros minutos de actividad física, con un nivel de intensidad de entre el 50 y el 70 por ciento del $VO_2$ MÁX, la esterificación se suprimió.[4] Al mismo tiempo, la lipólisis y el flujo sanguíneo al tejido adiposo se incrementaron, aumentando la disponibilidad de ácidos grasos en sangre (cuidado, una mayor disponibilidad no implica necesariamente un mayor consumo). Para esfuerzos a altas intensidades, con porcentajes mayores al 80 por ciento de $VO_2$ MÁX, se observó que la disponibilidad de ácidos grasos en sangre podía verse limitada como consecuencia de una menor liberación desde el tejido adiposo.

### 8.1.2. Elección entre glucosa y ácidos grasos

Desde inicios del siglo XX, se conoce la interacción entre la glucosa y los ácidos grasos a la hora de obtener energía para generar fuerza y movimiento mediante las contracciones musculares esqueléticas. Zuntz, en publicaciones de 1901 y 1906,[5, 6] Krogh y Linhart en 1920 y posteriormente Christensen y Hansen en 1939,[7,8] demostraron que durante la actividad física el cuerpo utiliza una mezcla de carbohidratos y grasas, difiriendo sus contribuciones relativas dependiendo de la intensidad y la duración de la actividad, así como de la dieta previa.

En actividades de marcado carácter extenuante o aquéllas donde se fomenta un vaciado en los depósitos de glucógeno sin detener el desarrollo de la actividad y con una marcada voluntad de no perder el rendimiento desarrollado, se ha creído que son los ácidos grasos los que pasan a ser el principal sustrato energético. Precisamente por ese afán de mantener el rendimiento en la actividad que se está realizando, incluso cuando esos depósitos de glucógeno se agotan y desciende la disponibilidad de glucosa para su procesado a piruvato, eso no ocurre así. Porque eso desencadenaría un descenso en la tasa anaplerótica del ciclo de Krebs,* y con ello la velocidad de obtención de energía puesto que, como se ha visto en el capítulo anterior, el procesado aeróbico de los ácidos grasos es más lento que desde la glucosa.

Es por ello por lo que, si se quiere que en ese escenario en el que se mantiene una actividad física sean los ácidos grasos los que cojan el testigo como sustrato principal cuando los depósitos de glucógeno empiecen a vaciarse y a la mitocondria le escasee la llegada del piruvato, la persona deberá comprometer el rendimiento de la actividad. Y si se quiere mantener el rendimiento de la actividad, como el tratamiento de los ácidos grasos no es lo suficientemente eficaz, el organismo suele recurrir a los aminoácidos obtenidos por degradación de las fibras musculares como fuente alternativa al glucógeno.

* Las reacciones anapleróticas son aquellas que proporcionan intermediarios en el ciclo de Krebs (también conocido como ciclo de los ácidos tricarboxílicos). El concepto de anaplerótico significa «rellenar» y proviene etimológicamente del griego.

Por ese motivo, creer que una práctica de cardio de larga duración favorecerá la oxidación de grasas desde los depósitos subcutáneos o que cuando se logre vaciar los depósitos de glucógeno muscular se aumentará el uso de los ácidos grasos constituye un gran error. Se optará antes por degradar la proteína del tejido muscular esquelético para disponer de aminoácidos como sustitutos de la glucosa, pues el tiempo requerido para el procesado de los ácidos grasos es demasiado elevado como para que sean la opción preferente en estos casos.

### *8.1.2.1. Ciclo de glucosa y ácidos grasos*

Un intento para explicar la interacción entre la glucosa y los ácidos grasos fue el propuesto por Randle en 1963.[9] En él se dispone que un incremento en la concentración de ácidos grasos en el torrente sanguíneo podría fomentar su oxidación mitocondrial. De esta forma, aumentaría la acumulación de acetil-CoA y de NADH, inhibiendo la actividad de la enzima piruvato deshidrogenasa (enzima que cataliza la descarboxilación del piruvato y factor limitante en su cinética porque su acción no pude acelerarse), con lo que disminuiría el consumo de carbohidratos en forma de glucosa.

Ese incremento de acetil-CoA elevaría la concentración de citrato y eso llevaría a una inhibición de la enzima PFK,* determinante en la velocidad de la glucólisis que se desarrolla dentro de la vía aeróbica, reduciendo así la tasa de glucólisis y glucogenólisis (obtención de glucosa a partir del glu-

* La acción de esta enzima es un paso de enorme importancia dentro de la regulación de la glucólisis para transformar la glucosa en piruvato, ya que esta reacción es irreversible y, por lo tanto, es el punto de control de todo el proceso.

cógeno), en favor de un mayor uso y una mayor demanda de los ácidos grasos.

En este caso, se obtendría el efecto contrario si se disminuyera la concentración de ácidos grasos en sangre ante una menor lipólisis desde el tejido adiposo.

Si bien los mecanismos mencionados por Randle siguen siendo bastante desconocidos y se mantienen bajo estudio, todo parece indicar que el ciclo de Randle puede ser válido en el músculo esquelético de los seres humanos en reposo, mientras que encuentra poco respaldo en condiciones de actividad física. Porque este comportamiento de elevaciones en la concentración de ácidos grasos y el uso de glucosa muestra tendencias dispares, como se plasma en las observaciones de Ferrannini y más tarde de Walker, que encontraron que los niveles elevados de ácidos grasos en plasma inhibieron el consumo de la glucosa, sugiriendo un efecto inhibidor de los ácidos grasos directamente sobre el transporte de glucosa.[10, 11] Wolfe, por ejemplo, observó en su estudio de 1988 que los niveles elevados de ácidos grasos no afectaban a la oxidación de la glucosa cuando el consumo de ésta se mantenía constante, suprimiendo, en cambio, la oxidación de glucógeno.[12]

La relación entre el uso de glucosa y de los ácidos grasos por parte del organismo, y cómo se regula ésta, es un tema todavía no esclarecido del todo desde la evidencia científica. Sirvan como ejemplo de ello los estudios realizados entre finales de los años setenta y mediados de los años noventa del siglo XX por Costill, Dyck, Hargreaves, Romijn y Ravussin, donde en todos ellos se suministraba a los individuos infusiones de heparina para aumentar la concentración de ácidos grasos en el plasma sanguíneo.

En el de Costill, tras ejercitarse el grupo de trabajo treinta minutos sobre una cinta ergométrica al 70 por ciento del $VO_2$ MÁX, el aumento en 1 mmol/l en la concentración de ácidos grasos plasmáticos redujo el consumo de glucógeno un 40 por ciento, en comparación con la prueba de control, donde la concentración de ácidos grasos fue de 2 mmol/l.[13]

En el realizado por Dyck, tras quince minutos de pedaleo en bicicleta al 85 por ciento de $VO_2$ MÁX se observó un ahorro significativo de uso de glucógeno sin encontrar diferencia en las concentraciones de citrato muscular, acetil-CoA y PDH, respecto los valores de control.[14]

En el estudio realizado por Hargreaves se utilizó la extensión de rodilla como ejercicio con una intensidad baja, midiendo la diferencia artero-venosa de diferentes sustratos y tomando biopsias musculares.[15] Se observó que el consumo de glucosa fue inhibido, sin diferencias en el índice de intercambio respiratorio del músculo ni en los niveles de glucosa-6-fosfato,* con lo que las concentraciones elevadas de ácidos grasos no supusieron una disminución en la ruptura de glucógeno. En el estudio, se concluyó que, de esta forma, los ácidos grasos tienen un efecto directo sobre el consumo de glucosa.

En cambio, en el estudio de Romijn, especificando que los resultados son a través de una actividad física de carácter intensa, sin entrar en mayores detalles, el consumo de glucosa no fue inhibido ante la presencia de elevadas concentraciones de ácidos grasos en sangre.[16]

Finalmente, en el de Ravussin no se pudo encontrar un cambio en la concentración relativa de grasas y carbohidratos en la oxidación total durante actividad física al 44 por ciento del $VO_2$ MÁX, aunque la concentración de ácidos grasos plasmáticos estuvo significativamente elevada.[17]

* A una mayor concentración de este metabolito se entiende que se fomenta la glucólisis. Por lo tanto, los niveles de concentración de la glucosa-6-fosfato se usan como un elemento de control en cuanto al uso de mayor o menor glucólisis.

La disparidad en los resultados y observaciones de todos estos estudios se podría explicar por la no homogeneidad en las situaciones y escenarios usados para realizar las observaciones, el diseño experimental o la diferencia entre las dosis exógenas de grasas a los individuos, entre otras muchas variables, algo que suele ser habitual en esta rama de la ciencia. También cabría tener en cuenta la influencia hormonal en cada persona o grupo de trabajo y control, ya que se ha visto que tiene su influencia en la relación de uso entre la glucosa y los ácidos grasos, motivo por el cual resulta difícil la comparativa de diferentes fuentes.

#### *8.1.2.2. Regulación a través de la CAT I y la malonil-CoA*

Como no hay evidencias con respecto a la validez del ciclo de glucosa y ácidos grasos en el músculo esquelético durante actividad física, ¿qué sistema regula la utilización de grasas o carbohidratos?

Actualmente se sugiere que la enzima carnitin-aciltransferasa I (CAT I) puede ser un importante punto de regulación de la oxidación de los ácidos grasos, ya que estimula el paso dentro de la mitocondria de los AGCL-CoA (los AGCL son ácidos grasos de cadena larga).*

Esta regulación se ha ido demostrando a partir de estudios realizados con animales en el hígado, el corazón y, en

* Un ácido graso está formado por una larga cadena hidrocarbonada lineal, de diferente longitud o número de átomos de carbono, en cuyo extremo hay un grupo carboxilo, que es un átomo de carbono unido a un grupo hidroxilo (OH), dándole con ello una condición de ácido a la molécula. Los ácidos grasos de cadena larga suelen tener entre 14 y 22 átomos de carbono, mientras que una cadena media está entre los 6 y 12 átomos.

menor medida, en el músculo esquelético. En ellos, se advierte un aumento en la concentración de malonil-CoA* cuando se dota al tejido muscular de un combustible extra que no provenga de ácidos grasos y una disminución cuando se priva al músculo de combustible o éste incrementa su nivel contráctil.

La actividad de la CAT I viene regulada, a su vez, por la molécula malonil-CoA. Ante la escasez de glucosa como, por ejemplo, en situaciones de ayuno, la enzima acetil CoA carbolaxilasa (ACC) se inactiva disminuyendo la concentración de malonil-CoA y aumentando la β-oxidación de ácidos grasos, proceso que se invertirá cuando la persona se alimente. En esta línea, en su estudio de 1991, Elavan y Winder observaron que un aumento en el uso de glucógeno elevaba la concentración de malonil-CoA en el músculo e interpretaron que ello reducía activamente la entrada de ácidos grasos de cadena larga en la mitocondria (proceso menos dependiente de la actividad de la CAT I).[18] Esto explicaría la reducción de la oxidación de ácidos grasos de cadena larga, pero no de cadena media, a partir del incremento del flujo glucolítico en estados de hiperglucemia e hiperinsulinemia.

Por otro lado, en 1996, Sidossis y colaboradores reportaron una inhibición de la oxidación de ácidos grasos de cadena larga, en comparación con los de cadena media, tras un aumento en la intensidad de la actividad física del 40 al 80 por ciento del $VO_2$ MÁX. Dejaron patente, de nuevo, la relación entre la inhibición del transporte de ácidos grasos

* La malonil-CoA o malonil coenzima A es una molécula que se forma al carboxilar un acetil-CoA por parte del complejo enzimático acetil-CoA carboxilasa (ACC) durante la primera reacción de la biosíntesis de los ácidos grasos. Su etapa es limitante, dependiente de la biotina (vitamina H, B7 o B8) y requiere de ATP.

de cadena larga dentro de la mitocondria con la CAT I y la malonil-CoA.[19]

De todas formas, se sigue sin dar explicación a por qué, aun existiendo una inhibición de la CAT I, no parece prevenirse el uso de ácidos grasos como combustible principal con el paso del tiempo en actividades con intensidades bajas o moderadas.

### *8.1.2.3. El efecto de la intensidad de la actividad física*

En un estudio de 1995 realizado por Saha, Kurowski y Ruderman, se observó que los ácidos grasos tenían un mayor protagonismo en actividades de baja intensidad.[20] En concreto, se dató que para un 25 por ciento del $VO_2$ MÁX casi todo el consumo energético derivó desde los ácidos grasos, mientras que a un 65 por ciento del $VO_2$ MÁX fue del 50 por ciento. Se determinó, por otro lado, que el consumo de grasas parecía óptimo en niveles de intensidad de una actividad comprendidos entre el 50 y el 70 por ciento del $VO_2$ MÁX, puesto que cuando la intensidad aumentaba hasta alrededor del 85 por ciento del $VO_2$ MÁX, se observó una disminución tanto en la contribución de los ácidos grasos como en la oxidación de triacilglicéridos presentes en el músculo, consecuencia quizá de una menor disponibilidad de ácidos grasos.

Este último aspecto podría ser causado por concentraciones bajas de ácidos grasos en el plasma (parte líquida de la sangre), donde, sin una bajada de la lipólisis, puede indicar que los ácidos grasos queden retenidos dentro del adipocito (células que forman el tejido adiposo), como resultado, quizás, del incremento en las concentraciones de lactato o la vasoconstricción en el tejido adiposo (reducción en su estructura). Otros mecanismos que pueden explicar este efecto para este nivel alto de intensidad serían la tasa de glucólisis o la tasa de formación de acetil-CoA desde glucosa-6-fosfato a estas altas intensidades, pues se inhibiría el transporte de ácidos grasos de cadena larga al interior de la mitocondria, incrementando así las concentraciones de malonil-CoA. También pudiera ser una competencia entre el piruvato y los ácidos grasos en la conversión de ambos en acetil-CoA para entrar en el ciclo de Krebs.

Además, como ya se ha comentado, la contribución de ácidos grasos se puede incrementar cuando las reservas de glucógeno empiezan a escasear. Aunque para que eso ocurra se debería decrecer el rendimiento o la intensidad de la actividad física, ya que pasar de la glucosa como sustrato principal a los ácidos grasos hace que disminuya la tasa anaplerótica asociada con las reacciones del ciclo de Krebs.

### 8.1.3. Qué sustrato y vía metabólica usar

Como se ha visto en el capítulo anterior al tratar el metabolismo, los depósitos grasos son mucho más abundantes y de mayor aporte energético que los de glucosa (hasta casi cuatro veces más). Pero, aunque los depósitos de grasa son mayores que los de carbohidratos y su oxidación produce mayores cantidades de ATP, la capacidad de oxidación de los ácidos grasos es limitada y, en muchos casos, la glucosa es el sustrato dominante. El porqué de tal limitación sigue sin esclarecerse, pero puede estar relacionada con la movilización de ácidos grasos desde el tejido adiposo, su transporte hacia el músculo, su consumo en la célula muscular o su movilización y su procesado dentro de la mitocondria, donde se requieren de más reacciones químicas que en el caso del uso de la glucosa, tal y como se observa en la siguiente imagen:

**Gráfico 8.1.** Comparativa del sistema oxidativo partiendo de piruvato o de ácidos grasos

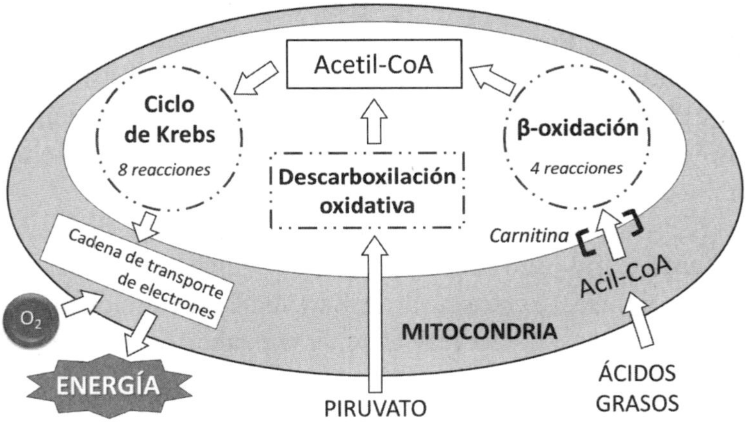


*Nota*: De cara a conseguir el acetil-CoA (después el proceso se unifica), la vía de los ácidos grasos requiere de más transformaciones y procesos químicos, con lo que resulta más lenta y costosa.
*Fuente*: Elaboración propia.

Respecto a la eficiencia energética, la vía anaeróbica láctica produce como máximo dos moléculas de ATP por cada una de glucosa y es mucho menos productiva que la obtención de energía mediante la vía aeróbica o mitocondrial. Sus eficiencias energéticas en cuanto a la cantidad de energía obtenida no distan demasiado, pues son del 46,8 por ciento para el caso de la glucólisis y del 65 por ciento para la vía aeróbica.*

Pero las cosas cambian cuando se mide la eficiencia no con respecto a la cantidad de energía obtenida sino por el tiempo invertido. La velocidad de producción por vía gluco-

* Si se tiene en cuenta que el intercambio de energía en el proceso de degradación de la molécula de glucosa a la de lactato es de -47 kcal/mol, que cada molécula de ATP formada consume unas -11 kcal/mol, y que se obtienen dos moléculas de lactato como producto en una glucólisis o vía anaeróbica láctica, su eficiencia se sitúa en un 46,8 por ciento, puesto que «$2 \cdot (-11) / (-47) = 0{,}468$».

lítica (anaeróbica) es del orden de los 1,3 mmol de ATP por segundo, mientras que, por la vía oxidativa, el valor ronda los 0,3 mmol de ATP por segundo. Por lo tanto, en cuanto a la gestión de la glucosa, la vía aeróbica resulta ser unas cuatro veces más lenta que por vías anaeróbicas.

La elección de la vía metabólica preferente depende, pues, de los requerimientos energéticos. Cuando se demande una rápida obtención de ATP, las vías anaeróbicas serán las recurridas, pues la vía oxidativa puede que sea demasiado lenta como para satisfacer las demandas energéticas en esos escenarios. Pero cuando la velocidad a la hora de disponer energía no sea tan relevante, la vía oxidativa a través de las mitocondrias adquirirá mayor importancia, puesto que su eficiencia en cuanto a la obtención de energía es mayor que para el caso de las opciones anaeróbicas.

Como resulta que las vías anaeróbicas no utilizan los ácidos grasos procedentes de las grasas, la glucosa será el sustrato principal cuando se requiera de energía en cortos períodos de tiempo, aunque ésta se proporcione en pequeñas cantidades y de forma menos eficiente que si se usara la vía aeróbica, tanto en el procesado de la glucosa como de los ácidos grasos.

En cuanto al uso de los aminoácidos como sustrato energético, éstos se obtienen al degradar o destruir la célula muscular. Con esa metabolización se obtiene un grupo amino ($NH_2$), el cual se lleva al hígado para su eliminación del cuerpo, y un esqueleto carbonatado, que puede transformarse en acetil-CoA y entrar en la mitocondria para iniciar el ciclo de Krebs y la cadena de transporte de electrones.

Como ya hemos visto, los aminoácidos son obtenidos y procesados en aquellas situaciones de escasez de glucosa proveniente del glucógeno, pero con una continuidad en la tasa anaplerótica para no descender en el rendimiento de la actividad llevada a cabo.

**Gráfico 8.2.** Energía obtenida, velocidad de procesado y consumo de oxígeno para la obtención de energía de forma aeróbica y anaeróbica desde los carbohidratos y las grasas.

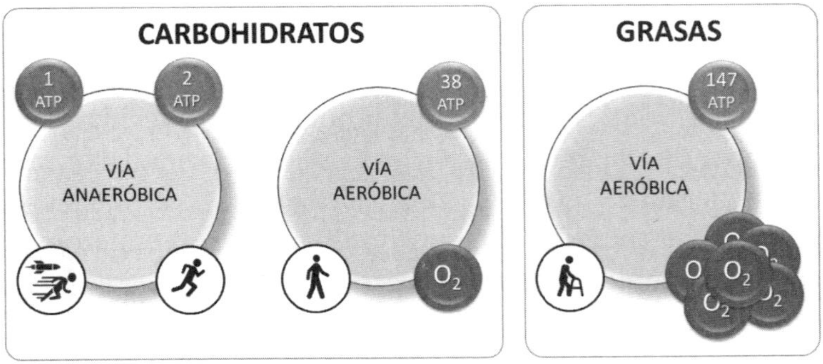


*Nota*: Usando los carbohidratos se pueden llevar a cabo vías metabólicas tanto anaeróbicas como la aeróbica. Aunque con su tratamiento se obtiene menos cantidad de ATP en comparación con las grasas, se puede lograr de forma más rápida y necesitando de menos oxígeno, para el caso de la vía aeróbica.
*Fuente*: Elaboración propia.

Respecto al rendimiento del trabajo mitocondrial, no parece que la presencia de oxígeno actúe sobre enzimas críticas para la velocidad en el desarrollo oxidativo de la mitocondria, aunque éste sea necesario al final del proceso del sistema oxidativo.

Distinto es el caso de los iones de hidrógeno (conocidos como hidrogeniones o protones y simbolizados como $H^+$), producidos por numerosos procesos metabólicos en el citoplasma. Tras su entrada en la mitocondria, actúan como aceptores de electrones hasta que, finalmente, son incorporados a moléculas de agua mediante la cadena de transporte de electrones. A mayor entrada de hidrogeniones a la mitocondria, mayor es la velocidad de producción de ATP, de la que intervienen directamente.[21] Pero, al tener ésta un límite en la aceptación de protones, una vez sobrepasado dicho umbral, los $H^+$ se acumulan en el citoplasma alterando el equilibrio ácido-base. Eso produce un descenso del pH que acidifica el medio intracelular, lo que acaba en un descenso en la cantidad de energía obtenida y una dificultad o impedimento para la correcta función contráctil de las fibras musculares esqueléticas.*

Por tanto, la elección de la vía metabólica vendrá dada por la cantidad de energía demandada y la celeridad para disponer de ella, pues ello hará que se dé prioridad a un sustrato energético u otro. Y, entre ellos, el más recurrido es la glucosa por poder involucrarse tanto en las vías anaeróbicas como la aeróbica y tener un procesado menos costoso y más rápido que mediante los ácidos grasos. Por este motivo, difícilmente los ácidos grasos serán la opción dominante para la obtención de energía durante el desarrollo de una actividad física, aunque su consumo se mantendrá de forma constante mientras se utilice la vía aeróbica en las mitocondrias, al aportar mayor cantidad de energía con respecto a la glucosa y porque sus reservas, sobre todo las dispuestas en el tejido adiposo, son mucho más abundantes.

Los aminoácidos serán recurridos en casos concretos donde escasee la glucosa, pero el tipo de actividad o las demandas energéticas de ésta no permitan el uso prioritario de los ácidos grasos. Como su uso como fuente de energía conlleva la degradación o la destrucción de la proteína muscular, es algo que hay que tener bien en cuenta.

* Al contrario de como se ha creído hasta hace relativamente poco tiempo, el lactato no provoca un descenso del pH y, con esa acidez en la célula, un menor rendimiento muscular, sino que es por la acumulación de hidrogeniones ($H^+$) en el citoplasma.

## 8.2. Adaptaciones tras la actividad física

Las adaptaciones o mejoras sobre el organismo a partir de la oxidación de grasas durante una actividad física a intensidad baja o moderada se orientan hacia un incremento en la cinética o la celeridad a la hora de obtener energía mediante la vía oxidativa en forma de más enzimas oxidativas, cambios en las características y la cantidad de las mitocondrias en las fibras musculares y un aumento tanto de la lipólisis como del uso de los depósitos grasos.

De todas ellas, lo que más destaca es, claramente, el aumento de las enzimas involucradas en la activación, el transporte y la oxidación de los ácidos grasos en el músculo entrenado, acompañadas también de incrementos en las enzimas involucradas en el ciclo de Krebs y la cadena de transporte de electrones.

Los cambios sobre las mitocondrias suelen ir en la dirección de incrementar el número de ellas y su tamaño, referido al área de la superficie donde tiene lugar el intercambio y la transformación de las moléculas que entran en ellas. Lógicamente, a mayor número mitocondrial se incrementará la capacidad oxidativa o aeróbica, que debería ir acompañada de un aumento en el suministro de ácidos grasos a la mitocondria para sacar mayor rendimiento a este hecho. Lamentablemente, la evidencia en corredores con tasas de oxidación de grasas similares para carreras de sesenta minutos a un 70 por ciento de $VO_2$ MÁX no lo corrobora, ya que presentaron diferencias considerables tanto de la carnitina palmitoiltransferasa I como en la succinato deshidrogenasa, enzimas que intervienen en el ciclo de Krebs y en la cadena de electrones.

Como se ha visto y analizado en el capítulo anterior al tratar sobre el metabolismo de los lípidos, el organismo da prioridad a una mayor oxidación de los triacilglicéridos presentes en los pequeños depósitos musculares por encima de una mayor movilización de los ácidos grasos procedentes del tejido adiposo. Por ello, se observa cómo, normalmente, los músculos entrenados presentan mayores concentraciones de triacilglicéridos musculares.

Recordemos que no se da prioridad al tratamiento del tejido adiposo porque los pequeños depósitos intramusculares se disponen próximos a las mitocondrias, lo que supone una ventaja muy apreciada, ya que lograr traer los ácidos grasos desde el tejido adiposo a las mitocondrias es un proceso costoso y lento. Si bien este proceso todavía no se comprende bien cómo se produce, las concentraciones más bajas de ácidos grasos observadas en el plasma después de entrenar o desarrollar actividad física sugieren que el efecto sobre la oxidación de los ácidos grasos durante el desarrollo del esfuerzo se encaminan hacia una disminución en su movilización desde el tejido adiposo o hacia un incremento desde los pequeños depósitos musculares. Un estudio de 1993 realizado por W. H. Martin III y colaboradores, por ejemplo, encontró que tanto la tasa de aparición como de desaparición de ácidos grasos disminuyeron como efecto del entrenamiento.[22] Ya en 1977 Jan Enriksson datό tasas similares de consumo de ácidos grasos entre una pierna entrenada y una no entrenada durante actividad física de intensidad moderada durante cincuenta minutos.[23] Por su parte, en 1987 Eva Jansson y Lennart Kaijser no encontraron ningún efecto del entrenamiento sobre la extracción de ácidos grasos plasmáticos en las piernas, con lo que el aumento en la oxidación de ácidos grasos era improbable que fuera únicamente desde la lipólisis del tejido adiposo.[24]

Por otro lado, una reducción en la oxidación de ácidos grasos plasmáticos durante el desarrollo de actividad física puede deberse a una menor lipólisis (sin olvidarse que los sujetos entrenados presentan mayores tasas del ciclo triacilglicéridos-ácidos grasos y, por lo tanto, mayor liberación de ácidos grasos por lipólisis). En este sentido, es importante evaluar el comportamiento de la actividad simpático-adrenal, relacionada con la secreción hormonal de la médula suprarrenal. Al estar relacionada con la secreción de las catecolaminas (epinefrina o adrenalina, norepinefrina y dopamina), determina considerablemente la lipólisis generada sobre el tejido adiposo, pues la inhiben y, en consecuencia, rebajan la liberación al torrente sanguíneo de ácidos grasos.

Ese efecto inhibidor de las catecolaminas puede verse relacionado, además, con un descenso de otras hormonas potenciadoras de la lipólisis como el glucagón y la hormona de crecimiento, disminuyendo la lipólisis y la subsiguiente concentración de ácidos grasos en circulación sanguínea.

En resumidas cuentas, las adaptaciones propias de la actividad física y el entrenamiento sobre la oxidación de las grasas del cuerpo, como ya vimos al tratar las mejoras aeróbicas en una persona, es la de focalizarse en la liberación de ácidos grasos desde depósitos próximos a las mitocondrias, así como el aumento en el rendimiento y el tamaño de éstas, en vez de buscar una mayor lipólisis sobre el tejido adiposo subcutáneo. También se observa que se suele incentivar el uso de ácidos grasos intramusculares disminuyendo la de procedencia adiposa.

## 8.3. Conclusiones

Mucha gente recurre al cardio para disminuir su porcentaje graso subcutáneo, aquel que se aloja debajo de la piel y que estéticamente suele ser poco favorecedor según los estándares de belleza actuales.

Es curioso comprobar, una vez más, que el organismo no sigue el pensamiento lógico de las personas, como es el hecho de creer que se oxidará mayor cantidad de tejido adiposo al realizar una actividad física por ser una gran reserva energética o que el organismo recurrirá al tratamiento de las grasas cuando la glucosa escasee.

En el primer supuesto, se debe aclarar que se da prioridad a la liberación de ácidos grasos desde los pequeños depósitos de triacilglicéridos dispuestos dentro de la fibra muscular, con respecto a hacerlo sobre los grandes depósitos grasos del tejido adiposo. El porqué, se ha visto, reside en la proximidad de estos pequeños reservorios energéticos con las mitocondrias. A causa del tiempo que se requiere para transportar los ácidos grasos desde el tejido adiposo hasta las células musculares a través del torrente sanguíneo, esta fuente de energía es más abundante pero menos eficiente. Y el organismo, en la gestión energética, prioriza la eficiencia referida al tiempo invertido a la relacionada con la cantidad de energía obtenida.

Por lo tanto, incentivar actividades como el cardio, normalmente de larga duración y baja intensidad, bajo el pretexto de que a mayor tiempo de actividad mayor consumo de grasas desde el tejido adiposo, es algo que no se ciñe a la realidad. Incluso las adaptaciones fisiológicas ante este tipo de actividades suelen ir más en la línea de aumentar el número y el tamaño de las mitocondrias y la cantidad de depósitos grasos intramusculares, que la de aumentar la lipólisis desde el tejido adiposo.

Otro propósito recurrente para realizar actividades de cardio con carácter extenuante o que se dilatan en el tiempo para vaciar los depósitos de glucógeno muscular bajo la premisa de la resistencia a la actividad más que por la intensidad de ésta, es el segundo aspecto comentado de intentar priorizar el uso de las grasas cuando la glucosa escasea como sustrato energético. Bajo un intento de mantener el rendimiento en la actividad, es necesario obtener energía con una rapidez similar al uso de la glucosa y para ello el cuerpo pone por delante consumir aminoácidos tras la degradación de la proteína muscular, en vez de aumentar la lipólisis sobre el tejido adiposo subcutáneo para una mayor liberación de ácidos grasos.

Una vez más, vuelve a no tener sentido, o no ser la mejor opción, la práctica de cardio para buscar una mayor oxidación de las grasas con esta estrategia, ya que, aparte de no lograr ese objetivo, se fomenta la degradación o la destrucción muscular.

La conclusión general es que con actividad física y, en particular, con cardio en cualquiera de sus modalidades, no se logra potenciar la oxidación de las grasas en escasez de glucosa, sino que desciende el rendimiento en el desarrollo de la actividad. Y tampoco se moviliza por lipólisis mayor cantidad de ácidos grasos desde el tejido adiposo, sino más bien desde los depósitos grasos internos musculares.

Precisamente, es en el siguiente capítulo donde observaremos cómo y cuándo se potencia la oxidación de las grasas y qué nos hace consumir más energía.

# 9

## El cardio y un mayor gasto calórico

Muchas personas que acaban recurriendo a actividades cardio lo hacen buscando un mayor consumo energético o una mayor oxidación de las grasas procedentes del tejido adiposo subcutáneo para propósitos estéticos o mejora de la imagen.

En el capítulo anterior ya hemos visto que no se puede incentivar la oxidación de grasas con cardio ni realizando actividades largas que se extiendan más allá de cuando se vacían los depósitos de glucógeno muscular, pues no se logra una lipólisis preferente desde el tejido adiposo, cuyos depósitos grasos son los más visibles al ser subcutáneos. Así pues, en este capítulo trataremos si realmente con el cardio se logra que el cuerpo aumente su consumo de calorías, tanto por el efecto de la propia actividad como en los momentos posteriores a ésta, así como las potenciales adaptaciones que el organismo realiza en este sentido.

Nuevamente, el enfoque estará sobre actividades de larga duración a una intensidad neuromuscular baja o moderada, que podrían relacionarse con el cardio más clásico o el *steady state* de Kenneth Cooper, puesto que es el tipo de actividad más recurrido pensando en aumentar el gasto calórico.

Finalmente, también se dará a conocer qué proceso y órgano del cuerpo es el que más energía consume en una persona. Esto puede ayudarnos a entender la orientación del consumo de calorías y a poder abordar esta temática de una forma más eficaz y alineada, no tanto con nuestro pensamiento lógico, sino con el funcionamiento del organismo.

## 9.1. Adaptación a actividades de larga duración

Se suele tener la idea de que cuanto mayor es la duración de una actividad física, mayor es el consumo calórico del cuerpo, interpretándose así que sigue un crecimiento lineal.

Por ejemplo, el modelo que se suele usar para tratar los problemas de peso, obesidad incluida, es el incremento de la actividad física, asumiendo que con ello se aumentará el gasto energético y llevará a una pérdida de peso, presuponiendo que ese descenso en el peso vendrá dado por una disminución en la cantidad de tejido adiposo. Todo ello, además, respaldado por diferentes estudios donde se ha encontrado una relación positiva entre el gasto energético y la actividad física.

Otra corriente de estudio difiere de esta visión clásica, dando a entender que las personas más activas no tienen por qué ser las que tienen un mayor gasto energético.

Un estudio que nos ilustra sobre ello es el publicado en 2006 por Herman Pontzer y colaboradores.[1] En él, estudiaron las estrategias para la prevención de la obesidad a partir de los gastos de energía restringidos y evidenciaron que el gasto energético se incrementa con un tipo de actividad física de niveles bajos de intensidad, pero que llega a un punto de estancamiento en actividades de alta intensidad (relacionándola con el nivel de cansancio o fatiga metabólica de la persona), debido a una adaptación progresiva del cuerpo para mantener el gasto total dentro de un margen estrecho. Por lo tanto, la intensidad de la actividad física, en cuanto a fatiga o cansancio generado con el paso del tiempo, parecería modular la respuesta metabólica.

Si se observa el gráfico que sigue a continuación, aparecen dos modelos para describir la energía consumida, expresada como la suma de la energía destinada al desarrollo de la actividad física y de la energía empleada para realizar procesos fisiológicos, con la duración de una actividad física genérica. A la izquierda, se tiene el modelo que respondería a la visión clásica de incremento progresivo constante y lineal. A la derecha, se presenta el modelo «restringido» que proponen Pontzer y colaboradores.

**Gráfico 9.1.** Modelo clásico y restringido de energía consumida

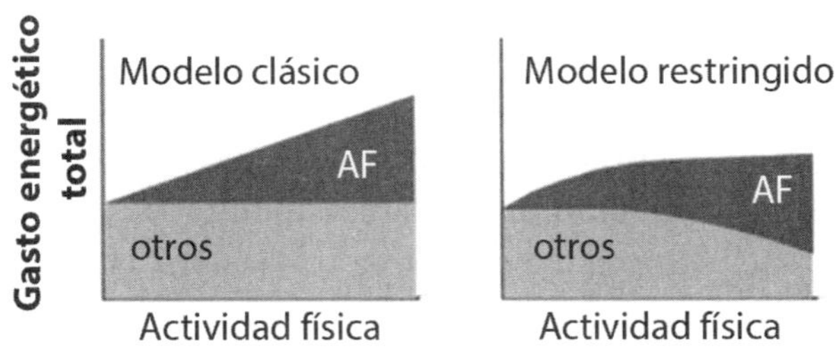


*Nota*: Comparativa entre el modelo clásico y el propuesto por Pontzer y colaboradores respecto al gasto energético total en el tiempo. El consumo de energía se describe como la suma de la energía destinada a realizar la actividad física (AF) y a la energía empleada en resto de procesos metabólicos, fisiológicos o basales (otros).

*Fuente*: Pontzer, Herman *et al.*, «Constrained total energy expenditure and metabolic adaptation to physical activity in adult humans», *Current Biology*, 26, 3 (2016), pp. 410-417.

En el modelo de pensamiento clásico, se observa que cuanto más tiempo de actividad física, mayor gasto energético total. La ejecución de la actividad física (AF) se incrementa con el paso del tiempo y se asume que el gasto fisiológico, o consumo basal (representado como «otros» en referencia a todo el gasto energético que no sea debido al hecho de moverse), se mantiene constante en todo momento.

Es esa suposición de que el consumo fisiológico o basal se mantiene constante lo que diferencia a ambos modelos. En el modelo de Pontzer y colaboradores se observa que, a diferencia del modelo clásico, a partir de cierto momento, el consumo calórico total se mantiene constante. Como el consumo propio del desarrollo de la actividad, con toda lógica, sigue aumentando con el paso del tiempo, para que el gasto total logre mantenerse en un valor constante lo único que puede suceder es que decrezca el gasto en el resto de los elementos que consumen energía, que es el descenso en el valor de «otros». Este efecto compensatorio que tiene el organismo, y sobre el que se sostiene el modelo de consumo energético de Pontzer y colaboradores, se ha visto en diferentes poblaciones, incluso en primates y otros animales.

El cambio de tendencia en el desarrollo de la curva del gasto energético total, de un crecimiento lineal a un estancamiento, sucede cuando el organismo detecta un alto vaciado en las reservas de glucógeno muscular, con la consecuente escasez de glucosa disponible en las fibras musculares, pero no así de la demanda de energía para seguir con la actividad física. Entonces, por un lado, se detecta un descenso en las reservas de glucosa, lo que debería llevar a una menor intensidad en la actividad física para que los ácidos grasos pudieran coger las riendas del suministro energético, pero, por otro lado, una continuidad en la naturaleza y el rendimiento de la propia actividad. Como la demanda de energía para desarrollar contracciones musculares y movimiento sigue aumentando con el paso del tiempo, pero hay una necesidad real de que no siga aumentando ante el descenso en las reservas de glucógeno, el valor referido al consumo fisiológico o basal debe descender.

Lo primero que vemos es que con actividades largas en el tiempo no se plasma un consumo calórico de constante aumento, como era la visión clásica representada con el modelo de la izquierda en la imagen anterior. A partir de aquí, podrían venir a la mente dos preguntas: ¿cómo se puede saber en qué momento se cambiará la tendencia alcista del consumo energético total al intento de mantenerlo constante? y ¿qué efectos puede llegar a tener el hecho de que el cuerpo deba recurrir a descender el consumo fisiológico al llevar a cabo de forma recurrente actividades poco intensas, pero de larga duración?

El instante o momento en que se varía el comportamiento de la curva del consumo energético total se representa en la siguiente imagen como «t1». Es el momento en el que se disocia la tendencia en la curva de gasto total entre el modelo clásico y el de Pontzer y colaboradores, pues tienen el mismo comportamiento hasta ese punto.

Ese instante o momento temporal no se puede predecir o estandarizar, al no haber un comportamiento homogéneo entre diferentes personas que hagan la misma actividad física, ni el cerebro de cada persona interpreta o percibe de igual modo y en el mismo momento la alarma que genera un nivel de vaciado concreto en los depósitos de glucógeno. Porque ese intento de que el consumo total no siga creciendo no deja de ser una estrategia para que el practicante pueda seguir realizando la actividad física de igual modo en que lo estaba haciendo durante más tiempo.

La incertidumbre por conocer cuándo ocurre «t1» bajo la aleatoriedad de la gestión energética por parte del organismo se incrementa por el hecho de que ese instante no es perceptible por la persona, puesto que la elección del sustrato energético no es algo consciente ni que podamos elegir de forma racional.

**Gráfico 9.2.** Comportamiento de la curva de consumo energético en el modelo clásico y el modelo restringido

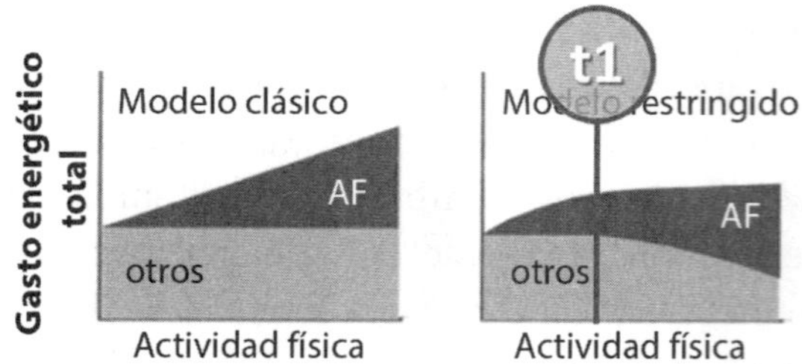


*Nota*: El modelo clásico, a la izquierda, coincide con el de Pontzer y colaboradores hasta llegar al punto temporal t1. En ese instante, al empezar a escasear el glucógeno, pero no descender así la intensidad en la actividad física, el organismo reduce el gasto fisiológico o basal para mantener un gasto calórico total estable, pues el gasto debido al desarrollo de la actividad física seguirá creciendo.
*Fuente*: Pontzer, Herman *et al.*, «Constrained total energy expenditure and metabolic adaptation to physical activity in adult humans», *Current Biology*, 26, 3 (2016), pp. 410-417.

En cuanto al efecto adaptativo ante el uso recurrente de actividades de larga duración, se interpreta de forma muy diferente si se sigue tanto el modelo clásico como el real de Pontzer. En la siguiente imagen, se señala con una elipse la tendencia adaptativa para cada uno de estos modelos, donde se puede creer en una adaptación a un mayor consumo energético total, para el caso de la izquierda, o en una tendencia a disminuir el consumo fisiológico o basal, para el de la derecha.

**Gráfico 9.3.** Adaptación del consumo fisiológico desde el modelo clásico y el modelo restringido

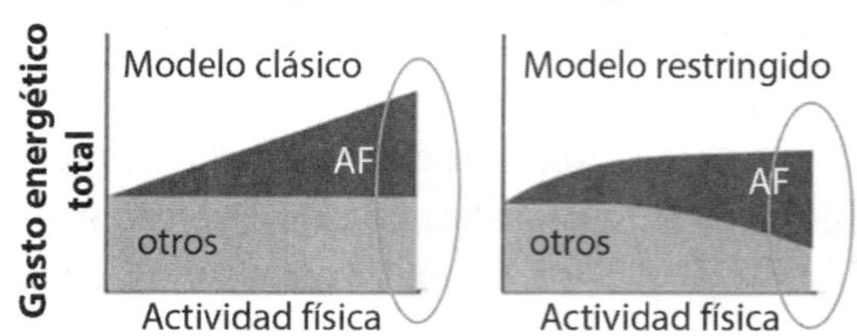


*Fuente*: Pontzer, Herman *et al.*, «Constrained total energy expenditure and metabolic adaptation to physical activity in adult humans», *Current Biology*, 26, 3 (2016), pp. 410-417.

El organismo se va adaptando constantemente a las exigencias que percibe del exterior, en forma de fuerzas, que se trasladan a un consumo de energía que permita obtener el movimiento o la fuerza muscular necesarios como para superar dichos retos. Si el modelo real ante el desarrollo de actividad física fuera el que acompaña al pensamiento clásico de crecimiento continuado del consumo calórico, invitaría a creer que la adaptación lógica del organismo sería la de implementar estrategias eficaces para un mayor consumo de calorías y hacer frente a esa alta demanda de energía. Pero la realidad que describe el modelo restringido encontrado por Pontzer y colaboradores, donde el modelo clásico se le asemeja hasta el instante en que el cuerpo detecta una escasez en los depósitos de glucógeno musculares, es otra bien diferente, pues desde ese momento de escasez en los depósitos energéticos internos musculares, para poder continuar con la actividad física sin bajar el rendimiento el organismo busca mantener un consumo energético total estable. Como la demanda energética para generar movimiento (AF) va aumentando de forma constante, se debe disminuir el consumo fisiológico o basal (otros). Eso, conlleva que la adaptación real ante actividades largas en el tiempo y fatigantes metabólicamente no sea la de promover un mayor gasto calórico, sino la de intentar disminuir el consumo fisiológico o basal como estrategia para tener más margen de energía disponible para el movimiento y la actividad física.

Por lo tanto, el uso del cardio entendido como una actividad de larga duración y poca demanda en intensidad sobre las fibras musculares, aparte de no incidir en una mayor oxidación de las grasas ni una mayor lipólisis de las reservas lipídicas almacenadas en el tejido adiposo, tampoco es una estrategia eficaz para lograr un mayor consumo calórico. Propone, en todo caso, adaptaciones con una línea argumental opuesta, en clave de menos gasto energético desde el aspecto basal.

## 9.2. El efecto EPOC

El conocido como EPOC (*Express Post-exercise Oxygen Consumption* o «exceso de consumo de oxígeno tras actividad física» en castellano) es el consumo de oxígeno una vez terminada una sesión de entrenamiento o tras una actividad física, de valor superior a un estado en reposo antes de tal actividad.

Sería todo aquel oxígeno que debe ser repuesto para mantener el almacén del organismo en sus valores iniciales, llamado nivel homeostático. No debe confundirse, por otro lado, con la enfermedad pulmonar común del mismo nombre EPOC (enfermedad pulmonar obstructiva crónica, también conocida como enfisema o bronquitis crónica), que es una reducción del flujo de aire que causa problemas respiratorios.

El efecto EPOC se relaciona con el gasto energético. El consumo de energía aumenta su valor durante la actividad física, pero, una vez terminada, no se reduce de golpe, sino que disminuye progresivamente hasta llegar a los niveles de equilibrio homeostático u homeostasis, gracias al efecto EPOC. El tiempo requerido para tal descenso, desarrollado durante la recuperación, es corto si la actividad física supone un esfuerzo ligero, mientras que será mucho mayor en los casos de gran esfuerzo muscular o de alta intensidad, y puede dilatarse varios días.

**Gráfico 9.4.** Diagrama del consumo de oxígeno ($O_2$) durante y después del entrenamiento (efecto EPOC)

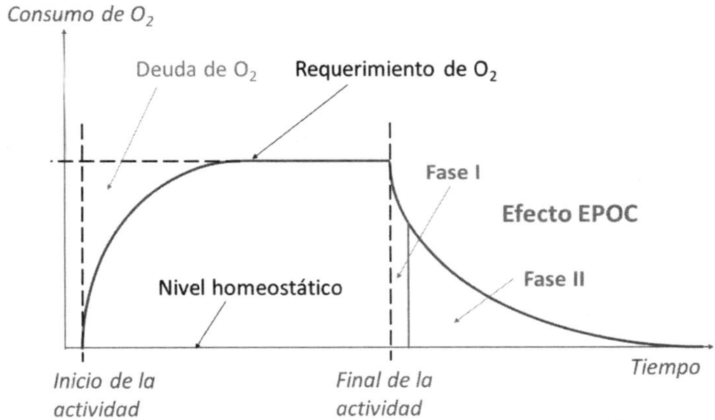


*Nota*: Como el organismo no llega a los requerimientos necesarios de oxígeno para hacer frente a la demanda de energía por vía aeróbica, se genera una «deuda» de oxígeno por el uso de vías anaeróbicas que fomentará el EPOC al finalizar la actividad, dividido en una fase corta (Fase I) y otra larga (Fase II).
*Fuente*: Elaboración propia.

El efecto EPOC suele presentar un componente rápido, o Fase I, y otro prolongado, o Fase II. Según defendieron Bangsbo y su equipo en 1990, la conocida como Fase I, o fase aláctica, se caracteriza por un descenso rápido del consumo de oxígeno después de finalizar la actividad física, produciéndose un reabastecimiento de la hemoglobina y la mioglobina, así como la resíntesis de fosfágenos.[2] De los 11,5 litros de oxígeno que, por ejemplo, se suelen consumir tras una actividad física, los destinados a la Fase I serían unos 3,5 litros de $O_2$.

En cambio, en la Fase II, o fase láctica, se repondrían los 8 litros restantes. Está relacionada con un descenso prolongado en el nivel de consumo de oxígeno, teniendo lugar una serie de procesos que aumentan el consumo energético como la resíntesis del lactato a glucógeno mediante glucogénesis en el hígado y su posterior envío a la musculatura para contribuir al rellenado de sus depósitos (el conocido como ciclo de Cori), el incremento respiratorio, de la circulación sanguínea y el ritmo cardíaco, el aumento de la termogénesis* por el aumento de la temperatura corporal, el cambio de la fuente de sustratos energéticos desde carbohidratos a lípidos, o el aumento de la actividad hormonal.

Como se ha dicho, el efecto EPOC depende de la intensidad y la duración del entrenamiento, así como de su modalidad, pudiendo obtener unos tiempos de retorno al estado homeostático del orden de minutos, horas o incluso días. En este sentido, se considera que la intensidad es el factor de mayor impacto, pudiendo afirmar que se consigue un mayor gasto calórico después de una actividad física cuanta mayor haya sido su intensidad. En 1991, Bahr y Sejersted observaron cómo, frente a una mayor intensidad de entrenamiento, el efecto del EPOC se dilataba más en el tiempo de forma significativa.[3] Afirmaron también que se requiere de una intensidad umbral, en torno al 55 por ciento del $VO_2$ MÁX, a partir de la cual el resultado del EPOC se incrementa de forma exponencial.

Por otro lado, en 1997, Phelian y su equipo investigaron los efectos de los entrenamientos de moderada intensidad, a un 50 por ciento del $VO_2$ MÁX, y de alta intensidad, a 75 por ciento de $VO_2$ MÁX, en la respuesta de EPOC con un consumo energético de 500 kcal.[4] El entrenamiento de mayor intensidad provocó un EPOC significativamente superior que en el caso de menor intensidad, con unos valores de 9 litros de oxígeno y 41 kcal en el caso intenso, y 4,8 litros y 22 kcal

* El efecto termogénico o termogénesis es la capacidad de generar calor en el organismo debido a reacciones metabólicas, lo que implica un aumento en el gasto energético, relacionado con el consumo basal o fisiológico.

para el trabajo menos intenso. Por otra parte, se observó que la oxidación de grasas, tanto durante el entrenamiento como al poco tiempo de finalizado éste, no mostró diferencias significativas entre ambas intensidades. Pero durante las tres horas posteriores a la actividad, la oxidación de grasas fue marcadamente superior en el caso intenso, confirmando así el mayor procesado de lípidos durante la recuperación, si se logra entrenar con la suficiente intensidad en cuanto a la producción de fatiga sobre las fibras musculares.

Otro estudio, en este caso el de Smith y McNaughton en 1993, llega a datos similares.[5] Al realizar los protocolos de entrenamiento al 40, 50 y 70 por ciento del $VO_2$ MÁX, el entrenamiento de mayor intensidad de todos ellos provocó la mayor magnitud del EPOC, 28,1 litros de oxígeno en hombres y 24,3 litros en mujeres. En cuanto al procesado de los lípidos, observaron un descenso drástico en el consumo de ácidos grasos tras al cese de la actividad física, mientras que la lipólisis se mantuvo activa y resultó en un incremento de los niveles de ácidos grasos en sangre, con un pico al cabo de entre diez y quince minutos, lo que indicaría el uso de las grasas desde el tejido adiposo como sustrato energético en el desarrollo del EPOC.

Así pues, el mayor consumo energético y la mayor oxidación de grasas debido a la actividad física no se produce mientras ésta se ejecuta, sino una vez finalizada, en la fase de recuperación y de devolver al organismo a su estado estable, u homeostático, propio del momento anterior al aumento en la demanda y del consumo de oxígeno al iniciar la actividad física o el entrenamiento. Por lo tanto, es más efectivo entrenar basándose en actividades intensas a nivel de trabajo muscular y poco duraderas, que al revés, para incentivar un mayor consumo calórico en el desarrollo de actividad física y que además éste provenga de los lípidos dispuestos en el tejido adiposo.

**Gráfico 9.5.** Comparativa del efecto EPOC en actividades de distinta duración e intensidad

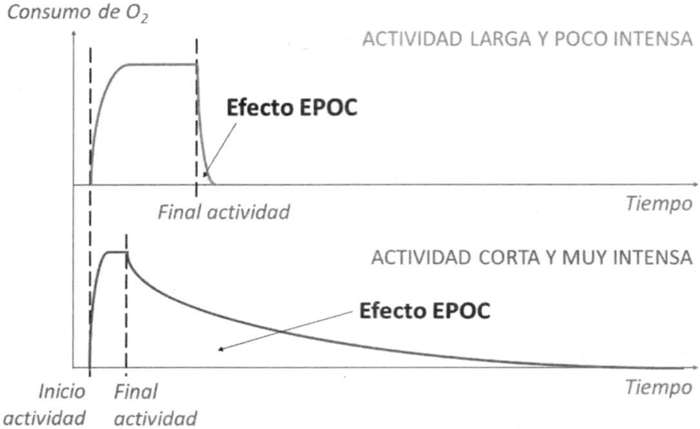


*Nota*: Comparativa del efecto EPOC tras una actividad duradera pero poco intensa a nivel de fatiga muscular (arriba) y el efecto EPOC de una actividad corta en el tiempo, pero altamente intensa (abajo). En el segundo caso, el consumo energético gracias al efecto EPOC es mucho mayor.
*Fuente*: Elaboración propia.

Gracias a una alta intensidad en el trabajo físico, se fomenta un efecto EPOC al finalizar el entrenamiento o la actividad mucho más dilatado en el tiempo que en actividades duraderas y poco intensas. Y que ese consumo energético tras la actividad se disponga desde el tratamiento de los ácidos grasos procedentes de los lípidos del tejido adiposo, se debe a que esa demanda energética requerida en la fase II del EPOC es paulatina en el tiempo, dando tiempo suficiente al proceso de oxidación de esas grasas. Esa circunstancia permite que puedan utilizarse de forma mayoritaria los ácidos grasos como sustrato energético, aprovechando de este modo su mayor aporte energético y sus amplias reservas dispuestas en el tejido adiposo.

## 9.3. Qué consume más energía

De cara a tratar aspectos de consumo energético, es interesante conocer qué porcentaje de la energía consumida por una persona supone el hecho de generar movimiento o de realizar actividad física. Porque, si te preguntaran a qué destinas más energía al cabo del día, seguramente responderías que a generar movimiento o fuerza.

Pero ¿realmente el hecho de movernos es a lo que destinamos más energía? Para dar respuesta a ello, el siguiente gráfico representa los tres grandes grupos a los que el organismo destina la energía diaria de un individuo:

**Gráfico 9.6.** Reparto del gasto energético del cuerpo al cabo del día

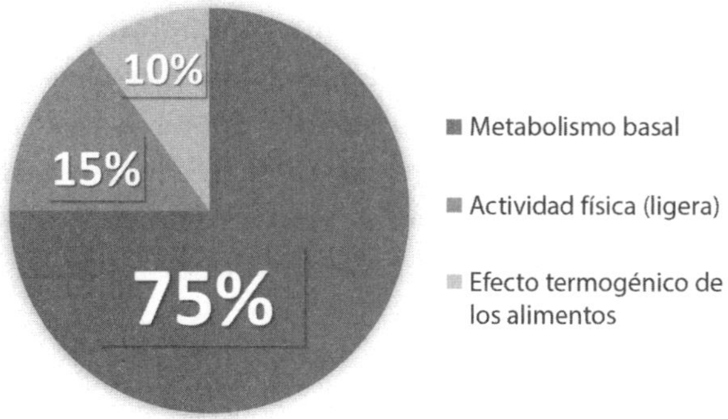


*Fuente*: Carbajal Azcona, Ángeles, *Manual de nutrición y dietética*, Facultad de Farmacia de la Universidad Complutense de Madrid, 2013.

Dentro del gasto total, se tiene que el mayor porcentaje se destina al denominado consumo basal, con un 75 por ciento del total. El debido a realizar actividad física se sitúa en torno al 15 por ciento, mientras que el 10 por ciento restante está asociado con la gestión y el procesado de los alimentos. El porcentaje destinado a la actividad física quizá podría verse distorsionado si, en vez de referirse a una actividad física de carácter ligero, ésta fuera intensa. Habría que ver cómo afectaría a ese 15 por ciento el descenso del gasto por una menor cantidad de movimiento, pero sumándole la energía dispuesta en el efecto EPOC.

Teniendo claro que es el metabolismo basal, sinónimo de la mínima energía para mantenernos vivos, aquello a lo que más energía se destina en el cuerpo humano al cabo del día, el siguiente paso es conocer de qué depende. Hay factores que tienen incidencia en él, como un aumento en la termogénesis del cuerpo, los procesos febriles, el consumo de tabaco, el estrés, el efecto de las hormonas tiroideas o el hecho de estar en etapas de crecimiento. Sin tener en cuenta los elementos poco saludables como el consumo de tabaco, estar en un estado febril o bajo los efectos del estrés y que el desarrollo del cuerpo o fase de crecimiento ocurre en una época determinada de la vida de una persona, el factor más determinante y que tiene una mayor incidencia en el metabolismo basal es, con diferencia, la cantidad de masa muscular que tiene la persona. De hecho, como los hombres suelen tener más musculatura esquelética que las mujeres, éstos acostumbran a tener un mayor metabolismo basal.

Visto el porcentaje tan abrumador que conlleva el consumo fisiológico o basal, de alrededor de tres cuartas partes del total, aumentar el consumo energético o calórico debería encararse desde el prisma de potenciar ese consumo basal, pues el impacto en su incremento será mucho más potente que el buscarlo desde un aumento en la cantidad de actividad física realizada o destinar más tiempo al desarrollo de digestiones (comer más a menudo). Y buscar un mayor consumo basal no es otra cosa que intentar aumentar la cantidad de masa muscular esquelética.

Esa estrategia de buscar un aumento en la cantidad de musculatura presente en el cuerpo viene reafirmada cuando se analiza el gasto energético de los órganos del cuerpo humano. En el siguiente gráfico, se muestran los datos:

**Gráfico 9.7.** Consumo energético por órgano del cuerpo

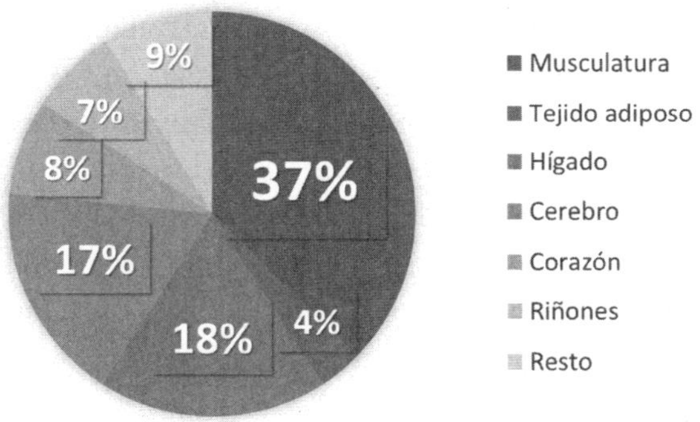


*Fuente*: Carbajal Azcona, Ángeles, *Manual de nutrición y dietética*, Facultad de Farmacia de la Universidad Complutense de Madrid, 2013.

De nuevo, si alguien nos preguntara qué órgano consume más energía, seguramente responderíamos que el cerebro o el corazón. Pues bien, como se puede observar, el gasto por parte del cerebro es realmente elevado, en torno al 17 por ciento del total, mientras que el del corazón es únicamente del 8 por ciento. Hay otro órgano con un consumo destacable, el hígado, que presenta un porcentaje que asciende hasta el 18 por ciento. Se podría decir que tanto la computadora del cuerpo humano como la mayor fábrica de sustancias y enzimas del organismo consumen, más o menos, la misma cantidad de energía y suman un 35 por ciento del total, mientras que la bomba de eyección de sangre, el corazón, apenas llega al 8 por ciento.

Pero el primer órgano de consumo energético no es ninguno de ellos, es la musculatura esquelética, que supone un 37 por ciento del consumo orgánico total del cuerpo humano. Por encima del cerebro y el hígado juntos y más de cuatro veces el gasto calórico del corazón.

Es por ello por lo que se puede concluir que el organismo destina la mayor cantidad de energía a mantener la masa muscular esquelética, referido al consumo basal y a generar fuerza y movimiento a través de él, mediante la actividad física.

Dando la vuelta al argumento anterior, buscar un mayor gasto calórico a partir de la actividad física en general, y del cardio en concreto (más si se trata de protocolos de larga duración y baja o moderada intensidad, entendida ésta no como sensación de cansancio sino sobre el nivel de fatiga generado sobre el tejido muscular esquelético), no es la mejor decisión que se puede tomar. Tiene mucho más sentido buscar una mayor cantidad de masa muscular, pues es el órgano que más energía consume del cuerpo y el principal factor del consumo basal, al cual se le destina unas tres cuartas partes de la energía usada por nuestro organismo.

## 9.4. Un ejemplo a modo de resumen

Juntando los razonamientos de este capítulo, tanto en lo referente a la adaptación del organismo ante actividades de larga duración como a que es el tejido muscular esquelético el elemento involucrado con el mayor gasto calórico del cuerpo, terminamos este capítulo con un ejemplo inspirado en un fragmento del libro *Body by Science* y las conclusiones extraídas del modelo de Pontzer y colaboradores.

Dicho ejemplo registra la evolución sobre el gasto calórico de un hombre de unos veinticinco años (podría desarrollarse con una mujer, perfectamente), tras entrenar durante un año bajo un modelo de cardio como es el correr en una cinta o andadora, durante una hora, en dos sesiones semanales.

Es necesario conocer que el ritmo metabólico basal para ese hombre de veinticinco años, que mide 180 centímetros y pesa 80 kilogramos, es de unas 1.858 kcal diarias para un nivel de actividad ligera.* Dividiendo esos valores por las veinticuatro horas que tiene un día, se tendría un consumo de 77,42 kcal por hora (en adelante, kcal/h), que es la tasa metabólica basal, o TMB, antes de entrenar.

Si la cinta o andadora muestra un consumo de unas 300 kcal al finalizar la sesión de entrenamiento, hay que saber que ése no es el dato real de lo que se ha gastado (creerse ese valor ya es un buen dogma de fe, puesto que esos datos suelen calcularse por el movimiento de la cinta y no por el comportamiento del cuerpo), ya que a ese dato habría que restarle la tasa metabólica, TMB.[6] Por lo tanto, ante una actividad de una hora que supone 300 kcal de consumo energético total, el valor real de la sesión de entrenamiento descendería hasta las 222,58 kcal, que sería el resultado de restar a esas 300 kcal las 77,42 kcal del TMB.

Al tener dos sesiones semanales, el gasto calórico semanal debido al entrenamiento se situaría en las 445,16 kcal, mientras que el consumo basal alcanzaría las 13.006 kcal, partiendo de las 1.858 kcal diarias para siete días de una semana.

Pasado un año, considerando que la persona no ha dejado de realizar las dos sesiones semanales y que el consumo calórico en cada sesión de entrenamiento se ha mantenido estable en las 300 kcal, se pasa a analizar el gasto calórico en ese instante.

* Consultado en la página Calculadoras (<https://es.calcuworld.com/salud/metabolismo-basal>). Los cálculos, para hombres y mujeres, siendo TMB la Tasa Metabólica Basal, en kcal, siguen las fórmulas siguientes:

TMB (hombres) = (1·peso en kg) + (6,25·altura en cm) – (5 · edad en años) + 5

TMB (mujeres) = (10 · peso en kg) + (6,25·altura en cm) – (5 · edad en años) – 161

Antes, es de justicia precisar que esa estabilidad en el consumo de las 300 kcal al entrenar no es real. El organismo se hace más eficiente ante las actividades repetidas, con lo que lo más probable es que, tras un año de entrenamiento, se puedan aumentar las calorías consumidas en esa hora de actividad o que se destine menos tiempo para alcanzar esas 300 kcal. De todos modos, he optado por hacer esa simplificación en este ejemplo, pues al final ese efecto por la mejora de la eficiencia no es sencillo de indicar o predecir.

Lo que sí se tiene en cuenta, pues se puede calcular, es la variación en la TMB, relacionado, sobre todo, con la pérdida de masa muscular asociada al tipo de actividad usado en el ejemplo, como es correr.* Se podría estimar que, tras doce meses entrenando esas dos ocasiones semanales de una hora de duración cada una, se pueden perder unas 5 libras (algo más de dos kilos) de tejido muscular esquelético. Teniendo en cuenta que el consumo diario por cada libra de masa muscular se puede estimar en unas 50 kcal,** se tendría un descenso de 250 kcal diarias. Pasando los datos de libras a kilogramos, quedarían unas 113,64 kcal diarias por cada kilogramo de masa muscular perdida (unas 4,74 kcal/h).[7]

* Además de ser un aspecto presente en *Body by Science*, el hecho de perder masa muscular durante un entrenamiento basado en la carrera continua de larga duración (como así se considera una hora) se puede relacionar con varios aspectos. Es un escenario ya visto con anterioridad, donde se da uso de aminoácidos como sustrato energético ante la escasez de glucosa mediante la degradación proteica muscular. Otro aspecto puede ser la adaptación de aligerar el peso de la persona para facilitar el acto de correr, o también el descenso de masa muscular, además del ocasionado por el probable uso de aminoácidos como sustrato energético, como intento de bajar el consumo basal para poder destinar más energía a la actividad física.

** Dato que encaja con la información encontrada en Fit Generation (<https://fitgeneration.es/cuantas-calorias-consume-el-musculo>), donde se habla de unos consumos basales de entre las 12 y las 30 kcal diarias por cada kilogramo de tejido muscular esquelético.

Por lo tanto, la nueva tasa metabólica basal sería el resultado de restar esas 4,74 kcal/h a las iniciales 77,42 kcal/h, de manera que quedaría un valor de la TMB de 72,68 kcal/h. En cuanto al consumo basal semanal tras un año de entrenamiento, sería de 12.210,52 kcal, dato obtenido al restar a las iniciales 13.006 kcal las 795,48 kcal (logrado al multiplicar las 113,64 kcal diarias, relacionada con la pérdida de un kilogramo de masa muscular, por los siete días que tiene una semana), perdidas como consecuencia del descenso en la cantidad de masa muscular.

Con el dato de la TMB tras el paso de un año, el consumo energético por cada sesión de entrenamiento se actualizaría a las 227,32 kcal, resultado de restar a las 300 kcal que marca la cinta de correr las 72,68 kcal de la actualizada TMB, lo que supondría, semanalmente, 454,64 kcal.

Recopilando los datos del gasto basal semanal y el destinado semanalmente a entrenamiento, antes y después del año de entrenamiento, se tendrían los siguientes datos de consumo energético semanal:

- Al inicio del programa de entrenamiento: 13.451,16 kcal/semana.
    - Gasto basal, o TMB: 13.006 kcal.
    - Gasto por entrenamiento: 445,16 kcal.
- Tras un año de entrenamiento: 12.665,16 kcal/semana.
    - Gasto basal, o TMB: 12.210,52 kcal.
    - Gasto por entrenamiento: 454,64 kcal.

Obteniendo así un balance de gasto total, suma del basal y el debido a la actividad física o entrenamiento, de –86 kcal/semana. Es decir, tras un año de entrenamiento, no sólo no se ha logrado el propósito de aumentar el gasto calórico, sino que incluso se ha visto disminuido. Si se tiene en cuenta, además, que ha habido un ligero incremento en cuanto a las calorías consumidas al entrenar, se observa que tiene mucha más importancia y efecto sobre el gasto calórico el haber perdido masa muscular, en clave de un menor consumo basal.

Así pues, se confirma con este ejemplo el notorio impacto de la masa muscular y el consumo basal asociado a su cantidad, en relación con el gasto calórico de una persona. Mucho más que el hacer más o menos actividad física o, incluso, el lograr un aumento de la energía destinada a este aspecto.

Y también con este sencillo ejemplo se pone de manifiesto la adaptación observada en el modelo de Pontzer y colaboradores, en el sentido de una respuesta del organismo encaminada a descender el consumo destinado a aspectos fisiológicos o basales (el llamado «otros» en el modelo restringido presentado en el estudio de Pontzer) ante actividades largas en el tiempo que superan el punto de escasez de glucosa, que en este caso se plasma en una hora corriendo en la cinta. Esa adaptación o ese cambio se entiende bajo la pérdida de masa muscular, ya sea por el uso de aminoácidos durante el desarrollo del entrenamiento, por la búsqueda de un menor peso corporal para aumentar la eficiencia al correr, por disminuir eficazmente el consumo fisiológico o por una combinación de todas esas acciones.

Por lo tanto, creer que actividades de cardio de larga duración como la del ejemplo pueden aumentar el gasto calórico por el hecho de que se necesite más energía para su práctica es un notorio error. Primero, porque el mayor consumo energético debido a una actividad física se desarrolla por el efecto EPOC ante estímulos suficientemente intensos, y las actividades que se pueden dilatar en el tiempo, forzosamente, no lo son. Y segundo, porque el organismo destina mucha más energía a mantener la masa muscular esquelética que a usarla para generar fuerza o movimiento.

Quizá la confusión de creer que se gasta más energía mientras uno se mueve y hace actividad física venga de que el cansancio y la sensación de fatiga al realizar una actividad es algo consciente que se siente y se sufre, con lo que hay una sensación de consumo energético. En cambio, tanto el consumo basal como todo lo que ocurre en los procesos de recuperación, como el efecto EPOC, no generan esa percepción en la persona, con lo que no es consciente de ello. Y asumimos con facilidad que lo que no vemos, sentimos o percibimos no existe o lo tendemos a obviar.

Por lo tanto, la respuesta ante si este tipo de cardio, el más defendido y recurrente para intentar aumentar el gasto calórico, promueve un mayor gasto calórico en el cuerpo, sería que no. Quizá con modalidades más intensas como el HIIT o el CrossFit diríamos que sí, pues se lograría un efecto EPOC dilatado y se lograrían potenciales adaptaciones fisiológicas en cuanto a la mejora muscular. En estos casos, más allá de la intensidad y el daño tisular que se puede generar, se debería tener en cuenta su nivel de seguridad, control y eficiencia, de cara a lograr esa eficacia que aporta la alta intensidad, pero minimizando los potenciales riesgos para los tejidos y las estructuras del cuerpo ante la interacción con fuerzas resistivas, la resolución de esfuerzos y la generación de movimiento.

Porque, aunque se verá con más detalle más adelante, estas modalidades intensas de cardio suelen ser deficitarias tanto en seguridad y eficiencia, por la aleatoriedad de las fuerzas ante el uso de aceleraciones (empujes, frenadas y cambios de ritmo), el poco foco o atención en la zona diana que se quiere fatigar, el uso indiscriminado de apneas o la proliferación de procesos compensatorios.

## 9.5. Conclusiones

Tras analizar el efecto EPOC, queda claro que la alta intensidad hace consumir más cantidad de energía al sumar el consumo durante la actividad propia y tras ella, en el proceso de recuperación y generación de adaptaciones.

Con actividades largas en el tiempo, y en consecuencia a un nivel de intensidad en fatiga muscular baja o moderada, aunque se pueda consumir una mayor cantidad de calorías al realizar la actividad, en el cómputo total resultan muchas menos que en caso intenso, puesto que el efecto EPOC apenas dura unos minutos, mientras que con el entrenamiento corto pero intenso se puede llegar a valores de varios días, más allá de las setenta y dos horas, suponiendo además un uso preferente de los lípidos como sustrato energético en ese tiempo destinado a la recuperación.

El problema de no aceptarlo, o no ser consciente de ello, suele residir en que tal consumo se produce sin que nos demos cuenta, creyendo que sólo se consume energía mientras se realiza una actividad, puesto que se puede sentir el cansancio o la fatiga. Como del consumo calórico que se produce en períodos de recuperación no somos conscientes, se puede llegar a entender el afán generalizado de moverse mucho, cansarse mucho, contar calorías o contar pasos, como una forma eficaz de lograr un mayor consumo calórico. Cuando eso, como se ha visto, no se corresponde con la realidad.

La inquietud por moverse y entrenar cuanto más mejor, cuando para lograr un mayor consumo energético vale más un entrenamiento corto y suficientemente intenso de cara a potenciar la mejora sobre la musculatura esquelética y fomentar un efecto EPOC dilatado, es un claro ejemplo de cómo suelen estar poco alineadas nuestras acciones en base a nuestra lógica con lo que realmente demanda nuestro cuerpo y nuestro organismo o las acciones que lleva a cabo.

Quizá la mayor conclusión que se puede sacar de este capítulo es que, si se quiere aumentar el consumo calórico, nos debemos focalizar en aumentar la cantidad de masa muscular, ya que es el órgano de mayor consumo del organismo, más que el del cerebro e hígado juntos, y es el principal factor del denominado consumo basal, que es el responsable del 75 por ciento del consumo energético total del organismo (el destinado a la actividad física de forma ligera ronda el 15 por ciento). Nuevamente, no es la cantidad de movimiento o la cantidad de entrenamiento lo que aumenta el consumo energético, y mucho menos la oxidación de las grasas (visto en el capítulo anterior). Es el hecho de mantener la cantidad de masa muscular presente en el cuerpo y de estimular su mayor presencia y sus prestaciones con entrenamiento intenso, cuando la intensidad no es sinónimo de cansancio sino de fatiga sobre las fibras musculares.

# 10

# El cardio y la salud emocional y psicológica

Para empezar, resulta interesante plasmar la diferencia entre la salud mental, el bienestar psicológico o el hecho de sentirse bien, puesto que se suelen confundir con facilidad, así como también lo que es considerado una emoción y un estado de ánimo.

La salud mental puede definirse como «el estado positivo de bienestar mental personal en el que los individuos se sienten satisfechos consigo mismos, así como con sus papeles en la vida y sus relaciones con los demás»,[1] como la capacidad, más o menos desarrollada, de ajustarse al mundo para obtener felicidad y efectividad. Dicho lo cual, el concepto de la salud mental es algo de magnitud relativa, pues varía de grado según la persona y la situación. Por eso, no todo el mundo se deprime o muestra ansiedad ante el mismo fenómeno, ni con la misma profundidad.

El bienestar psicológico es una sensación de bienestar subjetivo, de carácter general, sobre el grado de felicidad personal o de satisfacción con la vida. De forma más concreta, puede también ser el estado de ánimo o el nivel de ansiedad, que difiere del hecho de sentirse bien.

Por su parte, una emoción es un concepto que se asocia a sentimientos subjetivos placenteros o no, de poca o mucha intensidad y de poca o mucha duración, que pueden interferir en el comportamiento. Por su parte, un estado de ánimo es una activación emocional o afectiva de carácter más suave que las emociones, no permanente, y de duración variable.

## 10.1. Salud mental y actividad física

Según la encuesta de *Surgeon General Report on Mental Health,* publicada 1998, entre el 20 y el 25 por ciento de los adultos estadounidenses sufrían problemas diagnosticables de salud mental, incluyendo desórdenes severos en el comportamiento.[2] Kessler, en 1994, encontró que el 18,7 por ciento de la población adulta estadounidense sufría de desórdenes psíquicos relacionados con la ansiedad y un 11,1 por ciento soportaban alteraciones de los estados emocionales.[3] Éstos eran resultados mayores que los obtenidos a mitades de los años ochenta del siglo XX por el equipo de Robins, donde mostraban datos un 4 por ciento inferiores.[4]

Un factor importante que puede asociarse al desarrollo de tales enfermedades es el sedentarismo, como antítesis del desarrollo de actividad física. Asimismo, las personas con alteraciones físicas tienen mayor probabilidad de desarrollar problemas psicológicos, en comparación con individuos sanos.[5]

Se ha puesto de manifiesto que los efectos más importantes de la actividad física no son fisiológicos sino psicológicos, en el sentido de la mejora de la autoestima y los cambios en algunos rasgos de la personalidad. Según expuso Thomas Stephens en 1988, los beneficios psicológicos que se podrían asociar a la práctica de actividad física incluirían cambios positivos en las autopercepciones y el bienestar, mejora de la autoconfianza y la consciencia, cambios positivos en estados emocionales referidos al estrés como el alivio de la tensión, la depresión y la ansiedad; mejora de la tensión premenstrual, incremento del bienestar mental, detección de alertas y claridad de pensamiento, mayor sensación de tener energía y, también, incremento de la diversión a partir de la actividad física y los contactos sociales.[6]

En este sentido, la evidencia científica arroja suficientes datos como para asegurar que la actividad física constituye un factor importante que condiciona la calidad de vida de un individuo, originando efectos beneficiosos tanto en el plano físico como en el psicológico. En 1994, Pierce y Pate comprobaron, por ejemplo, que las personas mayores que participaban en programas de entrenamiento físico mejoraban la sensación de vigor y disminuían la sensación de tensión, depresión, fatiga o cólera.[7]

En su estudio de 1960, Layman enfatizaba que el principio de la unión mente-cuerpo era válido y que existía una estrecha relación entre salud física y el encaje social.[8] Por su parte, Cureton, en 1963, plasmó que la estructura de la personalidad se encuentra asociada a la forma física, de tal forma que el deterioro de la personalidad iba paralelo al deterioro físico.[9] En 1969, Morgan llegó a la conclusión de que la forma física estaba inversamente relacionada con la psicopatología, ya que los pacientes psiquiátricos parecían tener de forma recurrente menos «capacidad aeróbica»* que los sujetos no hospitalizados.[10]

* Se ha puesto la capacidad aeróbica entre comillas puesto que en este caso, seguramente, Morgan confunde la capacidad aeróbica con la capacidad pulmonar de una persona o el hecho de poder desarrollar actividad física durante más tiempo. Esa correlación es muy recurrida y usada, pero es errónea, puesto que la capacidad aeróbica, como se ha visto ya, no tiene nada que ver con nuestra capacidad pulmonar ni con la duración a la hora de desarrollar movimiento, sino que es la capacidad de las mitocondrias para obtener energía mediante la vía aeróbica.

La causa para explicar dichos efectos de la actividad física se desconoce de forma concreta, aunque en su estudio de 2001, Knobloch señalaba que existen aspectos fisiológicos y psicológicos.[11] En cuanto a los primeros, encontraríamos un incremento de la temperatura durante la actividad física con un efecto tranquilizante a corto plazo, un incremento de la actividad adrenal que facilita la adaptación a la exposición al estrés, la reducción del potencial nervioso del músculo en reposo liberándolo de tensión, la secreción de sustancias neurotransmisoras durante la actividad física (como la noradrenalina o la serotonina, que mejoran el estado anímico) y mejoras psicológicas como resultado de la liberación de endorfinas después de realizar la actividad. Sobre los mecanismos de naturaleza psicológica, Knobloch hacía hincapié en que mejorar la condición física aumenta la sensación de habilidad, control y autosuficiencia, puede desencadenar un estado de consciencia alterado y más relajado, puede proporcionar distracción, diversión o evasión de pensamientos desagradables, así como que el esfuerzo realizado en grupo puede conducir a mejores estados psicológicos y sociales, entendidos como la interacción positiva con otras personas o el sentir pertenencia a un grupo o colectivo afín.

Otros estudios relacionan las actividades con una intensidad baja o moderada con un efecto positivo en la autoestima y con una reducción de los efectos del estrés como la ansiedad o la depresión. Teniendo en cuenta que se vincula el entrenamiento «aeróbico» con intensidades bajas o moderadas y el «anaeróbico» con la alta intensidad, Berger y Owen recomiendan que «la gente se implique en más de una actividad, cambiando de aeróbica a anaeróbica, evitando en lo posible situaciones de competición y sin olvidar el carácter de diversión y agradable facilitador de la adherencia».[12] Añaden que, si la actividad no es agradable, es poco probable que la gente se sienta mejor tras su participación, lo cual tiene sentido desde el punto de vista de buscar el disfrute dentro de la propia actividad. Reforzando esta idea, según DeVries, «para obtener los mayores beneficios psicológicos de la actividad física, se recomienda que la intensidad sea moderada o baja, del orden del 30 al 60 por ciento de pulsaciones respecto la frecuencia cardíaca máxima».[13]

Seguramente, estas ideas y argumentaciones surjan del hecho de que a este tipo de actividades menos intensas se las relaciona con elementos lúdicos, de entretenimiento o que se realizan por el simple hecho de que la persona quiere. Por lo tanto, la evidencia científica arroja que el denominador común del impacto positivo de la actividad física con el estado de ánimo de una persona se centra en las sensaciones placenteras que pueda llegar a experimentar durante el desarrollo de la propia actividad. Actividades de cardio que no sean intensas, seguramente con un carácter lúdico, recreacional o de desarrollo en grupo, cuya práctica se realice bajo algún reto o por gusto, tendrán potencialmente un mayor impacto psicológico positivo que aquéllas más intensas.

### 10.1.1. Combatir el estrés

La respuesta del organismo ante el estrés, desde un punto de vista psicológico, suele ser la irritabilidad, la ansiedad, la pérdida de concentración y una disminución de las capacidades perceptivas. En cuanto a los síntomas fisiológicos, éstos son los propios de una reacción de alerta, como la dilatación de las pupilas, un incremento de la frecuencia cardíaca, un aumento de la presión arterial, un aumento de la tensión muscular y un aumento en la presencia o secreción de las catecolaminas y los corticoesteroides.

Si se está bajo los efectos del estrés con cierta frecuencia, lo que se conoce como estrés crónico, pueden aparecer enfermedades psicosomáticas como son las úlceras, las alteraciones en las arterias coronarias, padecer un accidente cerebro-vascular o las migrañas.[14] Desde el punto de vista del comportamiento ante estados prolongados de estrés elevado, se puede apreciar la aparición de miedo o temor, pérdida de sueño y pérdida de las capacidades verbales.

Los efectos del estrés pueden remediarse mediante la actividad física como elemento de distracción ante las acciones, el ambiente o el tipo de vida que hace aflorar esos niveles de estrés perjudiciales. Aunque hay que tener bien presente que, en muchos casos, la causa real de ese estrés suele ser el estilo de vida o cómo la persona interpreta su entorno, con lo que la solución pasará por cambiar esos aspectos más que intentar simplemente mitigar los efectos que acompañan al estrés.

Los dos estados característicos de una falta de gestión propia del estrés que desencadena un desequilibrio psicológico y emocional son la depresión y la ansiedad y se exponen a continuación.

#### *10.1.1.1. Estados de depresión*

La depresión es un trastorno mental común que implica un estado de ánimo abatido, la pérdida del placer, la apatía o la falta de interés en hacer algún tipo de actividad, durante largos períodos de tiempo.

Su desarrollo, aun pudiendo presentar matices en cada individuo que lo padece, no debe confundirse con cambios en el estado de ánimo, las emociones o los sentimientos, sean estos cambios habituales o no.

En cuanto al impacto de la actividad física y el entrenamiento sobre la depresión, McDonald y Hodgdon recogieron, tras un análisis sobre quince estudios, disminuciones estadísticamente significativas de las puntuaciones de depresión debidas a la práctica de actividad física en personas de ambos sexos, de todas las edades, e incluso en personas diagnosticadas con cuadros depresivos.[15]

Otros estudios han señalado que los resultados de un programa de entrenamiento supervisado son mejores, en cuanto a la capacidad funcional, que los realizados por iniciativa espontánea.[16] Además, destacan que un mayor gasto energético está asociado con mayores reducciones de los síntomas relacionados con la depresión.[17]

También se ha demostrado que la práctica de actividad física es tan efectiva, o incluso más, que los medicamentos antidepresivos, como la sertralina. Resulta interesante plasmar los resultados de un estudio donde, después de diez meses, en el grupo relacionado con la práctica de actividad física los síntomas depresivos decayeron en un 8 por ciento, mientras que en el caso del grupo que tomaba sertralina, el porcentaje, en vez de disminuir, se elevó hasta en un 38 por ciento.[18]

#### *10.1.1.2. Estados de ansiedad*

La definición de ansiedad más aceptada, desde un punto de vista psicológico, es que se trata de un estado emocional palpable pero transitorio. Se caracteriza por una actividad excesiva del sistema nervioso autónomo, así como por quejas psicosomáticas tales como miedo, nerviosismo, irritabilidad, náusea, fatiga y dolor muscular. Suele venir acompañada de síntomas como una tasa cardíaca elevada, mayor tensión muscular e incapacidad para concentrarse.

Parece ser que la práctica regular de actividad física puede reducir la ansiedad y evitar la aparición de una ansiedad crónica.[19] En 1989, Moses y colaboradores determinaron que, aunque las mayores mejoras fisiológicas se alcanzaron en el grupo de entrenamiento de alta intensidad, el que realizó sesiones menos intensas fue el que registró descensos considerables en los niveles de ansiedad.[20] Concluyeron, con ello, que no existe correlación directa entre la intensidad de la actividad física y la reducción de la ansiedad. Aunque en la revisión de estudios de Petruzzello y colaboradores en 1991 se indicó que sólo el ejercicio de baja intensidad redujo los niveles de ansiedad con respecto a actividades más intensas, sin encontrar diferencias destacables entre andar, correr, nadar o hacer ciclismo (ejemplos íntimamente relacionados con el cardio, por otro lado).[21] De nuevo, eso podría estar relacionado con la predisposición psicológica positiva al desarrollo de actividades poco intensas por parte del practicante, aliviando así seguramente con mayor facilidad y mayor eficacia los efectos de la ansiedad.

Si se comparan los efectos del entrenamiento con otro tipo de actividades terapéuticas como la meditación o la relajación, no se observan diferentes resultados en los niveles de ansiedad medidos.[22] A pesar de ello, Raglin y Morgan, en 1987, concluyeron que los beneficios en aspectos mentales, emocionales o psicológicos por parte de la actividad física permanecían más tiempo que con otras alternativas.[23]

### 10.1.2. La autoestima o el autoconcepto

La autoestima o el autoconcepto se observa como la variable que mejor refleja los beneficios obtenidos del desarrollo de programas de entrenamiento de forma regular, considerada además un aspecto central del bienestar psicológico.

Las personas que se ejercitan con más frecuencia y en sesiones más largas muestran mejor nivel de autoestima sobre su aspecto físico que quienes participan de manera menos activa, y son la frecuencia y la intensidad del entrenamiento los factores de mayor importancia.[24]

En este sentido, el hecho de superar elevadas cargas de trabajo o de ver mejoradas sus marcas o registros puede ser un elemento capital para el aumento de la autoestima.

### 10.1.3. El efecto *runner's high*

Existe una experiencia curiosa entre los practicantes de la carrera, seguramente la modalidad de cardio más reconocible por todo el mundo, llamado efecto del *runner's high*, que podría dar explicación a por qué a un gran segmento de la población le gusta correr.

En 1984, Sachs lo definió como «una sensación de euforia experimentada durante la carrera, inesperada, en la que el sujeto siente una gran sensación de bienestar, espontaneidad y ausencia de barreras en el tiempo y el espacio».[25] Podría ser un símil al «estado de *flow*» que se conoce en psicología, que es un estado mental en una persona que está completamente inmersa y concentrada en algo, ya sea participando o disfrutando de una actividad. De este modo, teniendo la máxima atención en lo que se está haciendo en ese momento y que genera sumo interés o disfrute, se pierde la noción del paso del tiempo.

De todos modos, hay que decir que no todos los corredores experimentan este estado y, además, existe una gran controversia entre los estudios por la dificultad en su medición, barajándose en todo caso tres diferentes hipótesis para dar respuesta a su origen. La primera de ellas sostiene que la distracción de los estímulos estresantes es la responsable del estado más que la actividad en sí. La segunda, denominada «hipótesis de la monoamina», deriva de experiencias realizadas con animales que sugieren que los niveles de neurotransmisores como la epinefrina y la serotonina se incrementan al correr y son los responsables de tal efecto. Finalmente, la tercera hipótesis es la de las endorfinas, sustancias producidas por el cerebro y la hipófisis que pueden reducir la sensación de dolor y producir un estado de euforia. Estos compuestos, de los cuales el más importante es la betaendorfina, son liberados durante el estrés psicológico o somático.

Otra línea argumental apunta al posible efecto placebo que produce el hecho de correr como una actividad que se realiza para el bienestar propio, que parece incrementar la presencia de endorfinas a un nivel parecido al experimentado por sujetos que manifiestan efectos analgésicos de una droga placebo.[26] Porque, además, la secreción de endorfinas no se limita a una actividad concreta, sino que va más ligada a una respuesta tras el desarrollo de esfuerzos físicos exigentes, con lo que no habría una especial relevancia entre el hecho de correr y la presencia de endorfinas.

## 10.2. Conclusiones

No hace falta mencionar la importancia de la mente y el cuerpo en el bienestar general de una persona. De hecho, ya en la Grecia clásica se sabía que tanto la inteligencia como la experiencia sólo podían funcionar al cien por cien cuando el cuerpo está saludable y fuerte.

A raíz de los estudios mostrados, se observa claramente que las actividades de baja o moderada intensidad son aquellas que favorecen mayores ganancias en los aspectos psicológicos, mentales y emocionales. Asimismo, cuanto más cerca se está del plano de la diversión o el entretenimiento, o si se entrena en grupo, mejores resultados se pueden llegar a obtener.

Entonces, en los aspectos psicológicos y emocionales las actividades de cardio ofrecen, *a priori*, más ventajas que el trabajo de carácter intenso sobre la musculatura, relacionado con las ganancias de fuerza y las mejoras sobre el tejido muscular esquelético. El entrenamiento que busca la adaptación muscular requiere llegar a altos niveles de fatiga muscular discriminando una zona de trabajo, lo que conlleva una labor de enfoque, consciencia y salir de la homeostasis que no suele ser placentero al llegar a esa alta intensidad. Por el contrario, los trabajos a baja o moderada intensidad, no requieren de ese control ni de ese sacrificio, con lo que mentalmente son mucho más llevaderas y de mayor disfrute.

También hay que tener presente que los beneficios de carácter psicológico, mental o emocional son a corto plazo y volátiles, pues dependen de los gustos de la persona en el momento presente y no necesariamente tienen que ser los mismos en el futuro, con lo que las actividades que hoy gustan o mejoran la salud mental o emocional puede que no tengan ese efecto en un futuro próximo o lejano. Y, en el ámbito social, el argumentario es el mismo, ya que el grupo de personas con el que estamos a gusto haciendo algún tipo de actividad física puede que no sea el mismo en un futuro o que el grupo al cual pertenecemos y con el que nos sentimos identificados no sea el mismo el día de mañana.

En definitiva, en cuanto a la mejora de la salud mental, psicológica o emocional de una persona, sabiendo que es algo subjetivo y a corto plazo, lo ideal sería hacer aquella actividad física, aquel deporte o aquella modalidad de entrenamiento que guste, motive o emocione.

# 11

# Otras justificaciones

En este capítulo final de la parte de «Mitos y verdades», se tendrán en consideración otras justificaciones recurrentes para el uso del cardio, como hacer cardio por prescripción médica, para lograr una mayor adherencia a entrenar, para lograr sudar más, para poder entrenar de forma progresiva, para buscar el hecho de «mantenerse», para lograr mejorar la imagen corporal gracias a tonificar sin hipertrofiar o bajar de peso o, simplemente, para divertirse.

## 11.1. Por prescripción médica

Muchas personas, especialmente las personas mayores, siguen las prescripciones médicas en el ámbito del entrenamiento a rajatabla, sin escuchar otros argumentos o puntos de vista.

Debería ser así, por otro lado. Confiar en el personal sanitario, colectivo que ha dedicado muchos años de su vida a formarse y entender el cuerpo humano y sus patologías, parece lo más lógico y prudente. Pero en temas de entrenamiento y de buscar soluciones a las problemáticas, más allá de las pastillas u operarse, ya aparecen dudas razonables.

Cada vez más, el sector médico en su conjunto va variando sus prescripciones y, alejándose de recomendaciones como el reposo o actividades como andar o ir a la piscina, tienen en cuenta el papel fundamental y prioritario del entrenamiento enfocado a mejorar los niveles de fuerza minimizando riesgos. Y si bien se van dando pasos en este sentido, sigue sin ser habitual porque la formación en el plano del entrenamiento en la carrera de Medicina es nula, con lo que los médicos se ven forzados a recurrir a formación complementaria en este campo, por su propia iniciativa y con su propio criterio. Tampoco hay que olvidar que el primer propósito médico es que el paciente solucione sus dolencias en un corto período de tiempo, con lo que suele ser más cómodo recetar farmacología u operar, que buscar disfunciones o las causas reales a los problemas físicos y desarrollar un programa de entrenamiento o rehabilitación coherente con ello.

De ahí la visión cortoplacista y de buscar mitigar los síntomas y los efectos que sufre el paciente ante las problemáticas generadas, en vez de apostar por el tratamiento más a medio o largo plazo del entrenamiento o la búsqueda del porqué de las dolencias y solventar sus causas relacionadas, en la gran mayoría de los casos en los que se presentan problemas físicos como sobrecargas, dolores o mala higiene postural, con debilidades o disfunciones musculares, sean proximales o distales a la zona donde se reflejan los síntomas.

Como ya indicó el doctor de urgencias Doug McGuff en un seminario dedicado al ejercicio al que asistí en 2018 en Barcelona, un médico no puede permitirse el lujo de que el paciente recaiga o se lesione siguiendo los consejos que el mismo le marque, pues eso pone en riesgo su licencia, su porvenir, si hay alguna denuncia al respecto. Por ese motivo, se suelen recetar actividades que se consideran de bajo índice lesivo como andar, cardio sin impacto (sobre todo, bicicleta estática), piscina, yoga, ciertas actividades dirigidas, pesas ligeras o Pilates.

Todas estas actividades, aunque no suelen ser consideradas lesivas, no dejan de ser escenarios de fuerzas que retan al organismo y por ello no dejan de tener su potencial riesgo. El cuerpo no reconoce que se está haciendo yoga, Pilates o si se está en una piscina, simplemente da respuesta a los estímulos de fuerzas resistivas percibidos. Si no está preparado para lidiar con esa energía, la persona podrá sufrir desajustes neuromotores o lesiones; pues no hay actividades que se puedan definir directamente como lesivas o no lesivas, lo que hay son potenciales riesgos lesivos por la complejidad técnica o el tipo de escenarios de fuerzas resistivas propuestos o con los que uno interactúa.

Que una actividad no trabaje con lastres, que sólo se use el propio cuerpo o que tenga impactos ligeros, aunque en gran cantidad, no significa que no pueda generar problemas en las articulaciones o disfunciones musculares. Que no se sienta un gran esfuerzo o no se sienta dolor a corto plazo no indica que internamente no se puedan estar desarrollando problemas que salgan a la luz en el futuro.

Y además de los médicos, aquí también hay que realizar una crítica al sector del *fitness*, porque no sólo hay que enmendar o mejorar la receta que viene del médico. Cada vez más, la industria dedicada al *fitness*, o a la actividad física y el entrenamiento, va encauzada hacia lo lúdico, el entretenimiento y la búsqueda de experiencias agradables e impactantes para sus clientes, dejando de lado el trabajo controlado, exigente e intenso que se requiere para lograr potenciar la salud física minimizando riesgos. Porque, ¿de qué sirve exigir al sector médico que prescriban actividad física saludable (ejercicio), si luego no se ofrece?

Es responsabilidad del médico recetar aquello que mejore realmente el organismo y no quedarse en la «no lesión instantánea» o en el simple movimiento o la vida activa, pero también lo es, por parte de los profesionales del *fitness*, buscar la manera de dotar a los entrenamientos del mayor grado de seguridad posible a corto y largo plazo, junto con un nivel de eficiencia que permita ser eficaces minimizando la carga y el estrés de trabajo sobre el conjunto del cuerpo, más allá de cansar a las personas o intentar satisfacer sus deseos, ligados normalmente a la estética, las modas o el rendimiento.

Y, por qué no, llegar a un nivel superior y ser capaces de lograr resolver disfunciones musculares y prevenir el desgaste articular,* dominando los conceptos de activación muscular, neurofunción, anatomía aplicada y biomecánica.

## 11.2. Para lograr adherencia a entrenar

Desgraciadamente, las estadísticas indican que, aproximadamente, el 50 por ciento de la gente que se inicia en alguna actividad física acaba dejándolo durante los primeros seis meses.[1] Conclusiones similares se han obtenido en estudios realizados con niños,[2] con hombres y mujeres jóvenes y de mediana edad y en ancianos.[3, 4]

La permanencia o adherencia, desde la experiencia del usuario, engloba factores personales y ambientales. Este segundo factor es el más sencillo de modificar, pues un ambiente favorable y estructurado, que permita obtener metas,

* Es importante tener presente que los problemas articulares, exceptuando las roturas o dolencias agudas, no avisan. Aparece el dolor o se es consciente de ese problema cuando el organismo ya no es capaz de compensarlo de algún modo o, en la gestión del dolor por parte del sistema nervioso, se deja de aumentar el umbral de dolor para que seamos conscientes del problema y dicho dolor se hace perceptible.

tanto a corto como a largo plazo, mejorará las posibilidades de tener éxito. Además, esa continuidad vendrá dada por las creencias y los pensamientos de la persona al hacer actividad física o entrenar, sean una cuestión cultural, social, de frustración ante las expectativas previas o cualquier otro elemento desde el plano emocional.

Teniendo en cuenta que cada persona percibe de forma única e individual la experiencia de la actividad, los resultados logrados y el cumplimiento de expectativas, la adherencia a entrenar es algo subjetivo y particular en cada uno de nosotros. Tanto es así que acaban siendo determinantes elementos psicológicos, biológicos, situacionales o la opinión que desarrollamos con la interacción con otras personas.

En este sentido, se puede decir que la mejora del estado de ánimo tras la práctica de la actividad física puede explicar que mucha gente se implique en el entrenamiento por un período de tiempo prolongado. Asimismo, el abandono será menor si mediante la actividad física se evocan experiencias emocionales positivas, tales como la diversión, la alegría, la autosatisfacción, la confianza, el orgullo, la arrogancia, el entusiasmo o la excitación.

Quizá por eso, de cara a conseguir una mayor retención de sus clientes, el mundo del *fitness* apueste cada vez más por el entretenimiento y la grata experiencia. Y en este sentido se entiende que el papel de diferentes modalidades de cardio, ligadas con las actividades dirigidas, cada vez sea más dominante dentro de los gimnasios y las diferentes propuestas de entrenamiento y actividad física. Aunque esa visión y ese enfoque estén muy alineados con la salud mental, emocional y social, apostar por la volatilidad en las preferencias de los clientes o usuarios, es estar constantemente pendiente o acabar esclavizando la toma de decisiones a sus gustos, preferencias y deseos, así como de las modas o las tendencias del momento.

Y eso es dejar de lado, en mayor o menor grado, el dar un servicio alineado con la mejora de la salud física, pues se le otorga mayor importancia a la generación de negocio como el lograr dar respuesta a las demandas del mercado, que no suelen alinearse con las necesidades biológicas para lograr salud y funcionalidad de forma segura y eficiente, sino más bien hacia conceptos estéticos, de gratas experiencias o de carácter emocional, o la búsqueda de generar una comunidad en torno a una actividad.

Otro enfoque distinto a la motivación externa debida a la experiencia agradable o de impacto, a la motivación por la compañía de otras personas o a la necesidad de buscar objetivos de forma recurrente, es buscar esa motivación y adherencia al entrenamiento de forma intrínseca, es decir, a partir de uno mismo. Y eso pasa por educar a la persona hacia las bondades de entrenar para mejorar sus niveles de fuerza, funcionalidad orgánica y estabilidad e integridad estructurales. Y también de aquello a lo que se expone si no lo hace. Porque quizá sea desde el conocimiento de las razones por las que hay que entrenar de forma eficaz en la mejora muscular y minimizando riesgos, maximizando para ello la seguridad y la eficiencia, como una persona logre adherencia a entrenar.

Porque, si entendemos que más que el hecho de hacer actividad física o verse mejor delante del espejo, entrenar de forma correcta es una inversión en nuestra salud presente y futura, pues es la forma de «dar a entender» a nuestro cerebro que se requiere de un cuerpo fuerte y sano para subsistir a la exigencia del medio (exigencia marcada por el entrenamiento y la actividad física que realizamos), lograremos entender que entrenar de forma segura y eficiente, lograr mejoras recurrentes sobre la musculatura esquelética minimizando riesgos, es algo a realizar durante toda la vida. Seguramente, ser conscientes de ello sea la mejor forma de lograr adherencia y continuidad a la hora de entrenar, en vez de buscarla por elementos externos a nosotros u objetivos o retos puntuales.

## 11.3. Para sudar más

El sudor es un líquido secretado por las glándulas sudoríparas, situadas en la dermis reticular de la dermis,* a través de los diferentes poros de la piel a los que están conectadas de forma individualizada. Su acción a través de la transpiración es un acto involuntario de la persona gestionado por el sistema nervioso autónomo, que es la división del sistema nervioso encargada de este tipo de acciones no voluntarias.

Surge de la necesidad de descender la temperatura corporal, a modo de refrigeración, a partir de una determinada diferencia con respecto a la temperatura ambiente, que puede ser efecto tanto de un aumento de la propia temperatura del cuerpo como la de la externa a él. Cuando se produce en exceso, lleva el nombre de diaforesis** y también puede aparecer como una respuesta física ante una fuerte estimulación o el miedo.

La relación que muchas personas hacen de que sudar más implica un mayor consumo de calorías, o, incluso, una mayor oxidación de grasas, carece de todo fundamento. Sudar, como acabamos de ver, no deja de ser una herramienta

* La dermis reticular es la capa inferior gruesa en la base de la dermis, que a su vez es la capa más interna de la piel, cuya función es dar fortaleza y elasticidad a la piel. Contiene, junto a otros elementos, vasos sanguíneos, folículos pilosos y glándulas sudoríparas.

** La diaforesis es el término médico utilizado para referirse a una excesiva sudoración. Puede ser fisiológicamente normal como resultado de hacer actividad física, debido a una respuesta emocional, a una temperatura ambiente alta, por procesos febriles, por efectos crónicos patológicos o por el consumo de anfetaminas.

de regulación de la temperatura corporal con respecto a la percibida del ambiente, que no interfiere en los procesos de gestión de la energía. Por lo tanto, pensar en aumentar la sudoración para lograr consumir más energía u oxidar más grasa es un profundo error de concepto, ya sea practicando cardio o cualquier otro modo de actividad física o entrenamiento. Sudar es, únicamente, una acción para intentar refrigerar el cuerpo ante diferencias de temperatura no despreciables entre la propia del cuerpo y la del ambiente.

## 11.4. Para entrenar de forma progresiva

Otro pretexto para realizar cardio de baja intensidad es querer llevar a cabo una progresión en el entrenamiento, sobre todo en sus fases más iniciales, como la voluntad de «entrenar suave para prepararse antes de entrenar fuerte».

«Entrenar fuerte» o a alta intensidad supone un alto nivel de fatiga de las fibras musculares, que no es algo que tenga una relación directa con la sensación de cansancio, el consumo energético, la cantidad de lastre que se sea capaz de movilizar o el aguante que se exhiba al realizar una actividad específica. Y esa alta intensidad es algo que resulta fundamental de cara a lograr mejoras sobre el tejido muscular esquelético que, además, no está ligada a que sea algo extenuante en el plano del consumo energético ni que busque los límites de aguante de los tejidos (se recuerda que eso precisamente hace que un entrenamiento o un ejercicio sea funcional, el hecho de respetar la función músculo-articular y no provocar lesiones).

Desarrollar alta intensidad debe ser visto como dar el máximo esfuerzo de forma localizada sobre una zona diana u objetivo, con la capacidad de desarrollar la fuerza que se tenga en ese instante, de manera que se desarrolle la suficiente fatiga neuromuscular. La diferencia estará quizá en el nivel de concentración que se logre, el lastre capaz de movilizar o el tiempo bajo carga logrado, pero la sensación de llegar a ese nivel de intensidad a nivel celular debe existir siempre para poder desarrollar de forma más eficaz esas mejoras musculares buscadas.

Con todo, intentar llevar a cabo un entrenamiento progresivo, sea con cardio o con otras formas de entrenar o estimular el cuerpo, para llegar con el tiempo a la alta intensidad, puede significar dos cosas: estar perdiendo el tiempo generando un daño tisular o un nivel de esfuerzo sin que se potencien mejoras tras ello de forma fehaciente, o tener que compensar esa falta de intensidad con un mayor volumen de trabajo, lo que implica un mayor nivel de estrés sobre los tejidos y una menor eficiencia.

## 11.5. Para mantenerse

El mantenerse, en cuanto a disponer de un valor no alterable de capacidad física o atlética, cantidad de masa muscular o nivel de fuerza, no existe. Ello puede mejorar, empeorar, pero nunca se mantiene, porque, al final, nuestro cuerpo, nuestro organismo, se adapta constantemente a las exigencias que percibe nuestro sistema nervioso del ambiente exterior. Y esa adaptación se desarrolla sobre cambios en el conjunto del tejido muscular esquelético, buscando en todo momento la mínima cantidad de masa muscular y de capacidad de generar fuerza y movimiento posibles, de cara a ahorrar energía, pero que permitan a la persona subsistir ante la exigencia que su sistema nervioso percibe del ambiente exterior, en forma de fuerzas retadoras.

Tanto es así que, ante un ambiente exigente en fuerzas, el organismo deberá aumentar su capacidad física y fisiológica, lo que se traduce en una mayor masa muscular y una mayor capacidad para generar fuerza, así como en una mejora en la funcionalidad del organismo. En cambio, un ambiente poco exigente hará el efecto contrario, propiciando un descenso del tejido muscular esquelético, empeorando con ello todos los indicadores relacionados con la salud, ya sean las propiedades de la propia musculatura, del sistema óseo, el cardiovascular, el endocrino, etcétera.

Una forma de poder plasmar todo ello es a partir del trabajo desarrollado por Joseph Signorile, de la Universidad de Texas.[5] De él, se extrae el gráfico que se muestra a continuación, que relaciona el área transversal del muslo de una persona (extrapolable a la cantidad de masa muscular) con el paso de los años.

**Gráfico 11.1.** Diferentes curvas de cantidad de masa muscular con el paso de la edad

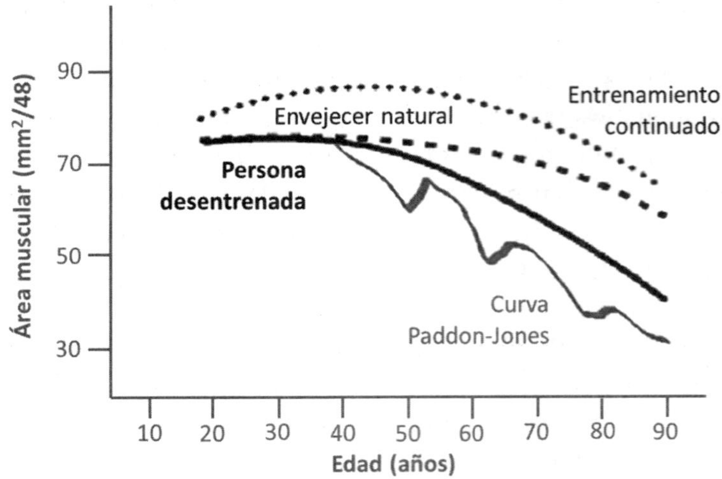


*Fuente*: Signorile, Joseph F., *Bending the aging curve*, Human Kinetics, 2011.

Se pueden distinguir en dicho gráfico cuatro curvas distintas, que representan cuatro escenarios diferentes. Esas líneas serían las siguientes:

- La línea negra gruesa, que representa a una persona que no entrena ni tiene una vida activa, es decir, una persona desentrenada o sedentaria.
- La línea de puntos gruesos, que sería el envejecimiento natural de una persona con una vida activa, pero que no entrena de forma regular.
- La línea de puntos finos, que estaría relacionada con persona que entrena de forma regular, suponiendo que lleva una vida suficientemente activa.
- La línea grisácea, que sería el caso particular de uno de los profesores del estudio, el doctor Paddon-Jones. Sería la curva de una persona que entrena (pendiente creciente), pero que lo interrumpe en ciertos períodos de tiempo por dejadez o lesión (pendiente decreciente).

Comparando las diferentes curvas, se observa claramente que la persona que entrena de forma regular durante toda su vida dispone de mayor cantidad de músculo y que ésta se mantiene siempre en niveles superiores al resto de casos.

Por otro lado, resulta notoria la disminución de masa muscular de la persona sedentaria una vez llega a edades adultas y se advierte un descenso mucho más acusado que en el caso de una persona con una vida activa o que entrena de forma regular.

En el caso concreto de la curva intermitente, la de Paddon-Jones, se observa como los descensos en cantidad de masa muscular en ese escenario son más destacables a medida que la persona tiene mayor edad y, a su vez, logra menores aumentos en la curva cada vez que su proyección es ascendente.

Otro punto fundamental de análisis del gráfico es que, en ningún momento y en ninguna curva, se observa un comportamiento de estancamiento en cuanto a la cantidad de masa muscular, que sería la representación de un tramo horizontal en alguna de las curvas. Con ello se tiene que, realmente, la cantidad de masa muscular no se mantiene estable en ningún momento de la vida de una persona, sea cual sea su curva representativa. La cantidad de masa muscular, que es sinónimo de la capacidad de generar tensión y una buena aproximación a la capacidad de generar fuerza, puede subir o puede bajar, pero nunca se mantendrá estable.

La interpretación que se podría hacer es que una persona que entrene de forma regular (preferiblemente acompañado de una vida activa) dispondrá de más masa muscular y la conservará mejor con el paso del tiempo, porque cuanta más y mejor musculatura se tenga, más área habrá debajo de la curva hasta la línea de las abscisas (la línea que marca la edad, en este caso). Y también tendrá una mayor esperanza de vida, pues se puede relacionar la incapacidad para moverse o hacer fuerza con la muerte de una persona, o estar próximo a ella, y ese punto sería estar muy próximo a esa línea de las abscisas. Cuanta más distancia haya entre la curva y esa línea, más esperanza de vida se tendrá en ese instante en clave de generación de movimiento y fuerza, como sinónimo de cantidad de masa muscular.

Es por ello por lo que una persona sedentaria tiene menos esperanza de vida que una persona activa y por lo que una persona que entrene de forma regular (y más si se tiene en cuenta la minimización de riesgos y el evitar lesiones o degaste articular) siempre tendrá mayores probabilidades de subsistencia con una mayor calidad de vida, asociada con la independencia motriz* o la capacidad de generar movi-

* Con independencia motriz se hace referencia a la idea de que la persona pueda moverse y generar respuestas de fuerza por sí misma, sin la necesidad de ayuda por parte de otra persona ni de ningún artilugio, máquina u objeto.

miento de forma eficaz, que la persona sedentaria, la que únicamente tiene una vida activa o la que entrena sin la regularidad necesaria.

## 11.6. Para la imagen o la estética

Relacionado con la mejora de la imagen corporal o la estética, podemos distinguir dos grandes argumentos a favor de hacer cardio, como son la pérdida de peso y el querer tonificar sin llegar a hipertrofiar.

Respecto a la voluntad de perder peso, es importante hacer énfasis sobre qué tejido se pierde para lograrlo. Disminuir la cantidad de masa muscular realmente hará descender el valor de la báscula al pesarnos, pero ello puede acarrear problemas de falta de fuerza o sarcopenia, pérdida de rango de movilidad (lo que se suele relacionar comúnmente con la flexibilidad, aunque ésta sea una calidad cualitativa de los tejidos elásticos o viscoelásticos, más que una cualidad cuantitativa: un material es flexible o no lo es, lo que cambia es el grado de deformidad que puede asumir o, en el caso articular, su ángulo de apertura) o una menor estabilidad articular. Además de que supone perder al tejido de mayor consumo calórico del cuerpo y de mayor efecto endocrino, que potencia las mejoras del resto del organismo y combate la inflamación crónica y patológica del exceso de tejido adiposo.

Porque la clave de la pérdida de peso es mantener una correcta composición corporal, que se puede simplificar a la cantidad de masa muscular esquelética y tejido adiposo en el cuerpo. Disminuir la cantidad de músculo es acabar fomentando la presencia de grasa, incluso alojándose ésta en lugares donde no corresponde como los órganos, lo que acaba generando disfuncionalidad orgánica o un fallo orgánico.

Además, el exceso de tejido adiposo fomenta, por el efecto endocrino de las citoquinas que secreta, un estado de inflamación en el cuerpo, que suele llevar a desarrollar diabetes tipo 2 por resistencia a la insulina (la falta de masa muscular es un factor determinante en el desarrollo de esta enfermedad) u obesidad.

Todo ello viene a propósito de que se suelen relacionar estos problemas metabólicos con personas con exceso de peso o que padecen obesidad, cuando también pueden aparecer y desarrollarse en personas delgadas. Porque el peso no es el factor determinante, es la falta de masa muscular esquelética.

Por tanto, el deseo de bajar de peso debería verse como la voluntad de tener una correcta composición corporal a fin de fomentar la presencia de tejido muscular esquelético con respecto a la del tejido adiposo. No significa focalizarse en disminuir todo lo que se pueda la presencia de grasa en el cuerpo, pues es el exceso de tejido adiposo el que fomenta situaciones patológicas. Es un tejido de alto potencial endocrino necesario para el correcto funcionamiento del organismo.

Y la práctica de cardio para lograr estos objetivos no parece la mejor de las opciones. Si se valoran las modalidades menos intensas, como ya se ha visto en capítulos anteriores, éstas acaban llevando a una pérdida de masa muscular y a una pobre oxidación del tejido adiposo. Si se logra perder peso, será a costa del tejido muscular esquelético, con lo que además de lo ya explicado, seguramente se acabe teniendo un «efecto rebote», porque, al disminuir la cantidad de musculatura, se pierde el principal consumidor de energía y al mayor productor de adaptaciones y cambios sobre todo el organismo, con lo que, con las mismas ingestas de comida, ésta acabará destinada en mayor medida a reservas en forma de grasa.

Las vertientes más intensas de cardio bien pueden subsanar esas problemáticas, pero la aleatoriedad en cuanto a las magnitudes de las fuerzas desarrolladas hace que, en el fondo, no sean los protocolos más controlados y eficientes para una mejora muscular.

El segundo aspecto que se debe considerar en los aspectos estéticos es la búsqueda de ganar tono para mejorar la composición corporal y ayudar a bajar de peso, sin llegar a hipertrofiar.

Diferenciar entre tonificar e hipertrofiar no tiene sentido, pues son palabras sinónimas, ya que ambas se refieren a mejorar el tono muscular (tensión muscular residual o tono), que es la contracción parcial, pasiva y continua de los músculos. De hecho, el término tonificar fue introducido allá por los años setenta para que, sobre todo las mujeres, perdieran el miedo a ir al gimnasio.

Ese origen de la idea de tonificar nació en la década en que se inicia y propaga el uso de las primeras máquinas isotónicas Nautilus en los gimnasios de Estados Unidos, los años setenta del siglo XX. Hasta ese instante, el gimnasio era un espacio de pesas y barras reservado a culturistas o amantes del aumento de masa muscular a gran escala. Como se quiso abrir en ese entonces las puertas de estas instalaciones a otro tipo de público que buscaba una mejora en su imagen o en sus niveles de fuerza, pero sin llegar a esos cuerpos propios de los culturistas, nació el concepto de tonificar.

Para el gran público, era y es una palabra mucho más amable que hipertrofiar y está relacionada con una persona fuerte, más bien delgada, sin ese volumen exagerado no deseado. Ello facilitó también, por otro lado, y no menos importante, que en las salas de *fitness* y las zonas de musculación se empezara a normalizar el hecho de ver mujeres, cosa poco habitual hasta entonces.

Llegar a hipertrofiar no es algo sencillo de lograr, y más si se quieren rebasar los límites que el cerebro interpreta como necesarios para la subsistencia, en relación con la exigencia física del medio con el que interactúa la persona. Se deben dar una serie de factores como un cierto nivel de daño sobre la fibra muscular generado al entrenar o lograr vaciar los depósitos de glucógeno muscular a partir de la fatiga neuromuscular.*

También hay que considerar los subproductos metabólicos derivados de la actividad física en intensidades elevadas, como el lactato, las enzimas que compensan el descenso del pH (efecto de los protones liberados al producir energía), las catecolaminas, etcétera, que son parte del estímulo que provocará cambios adaptativos.

De hecho, el factor hormonal es uno de los aspectos más relevantes a la hora de hablar de hipertrofia y que diferencia, claramente, la respuesta fisiológica entre hombres y mujeres, pues el nivel de secreción de testosterona es marcadamente inferior en las mujeres que en los hombres.** En esa línea, Harmon Brown indicó que, para el caso de las mu-

* El daño tisular supone pequeños microtraumas en el sarcolema (unidad fundamental de la miofribrilla muscular, elemento contráctil de la fibra muscular) y la estructura contráctil, especialmente, en la línea Z que separa los sarcolemas. También hay que tener en cuenta el *inroad* o daño generado a ese nivel celular logrado, que es el reclutamiento secuencial de los tipos de fibra muscular, iniciándose por las de tipo I (rojas u oxidativas), luego las intermedias, y activando finalmente las de tipo II (blancas o glucolíticas), y el grado de fatiga momentáneo de las diferentes unidades motoras.

** La testosterona es la principal hormona sexual masculina y también un esteroide (base hormonal) anabólico o de creación a partir de consumir energía. En los mamíferos, es producida principalmente en los testículos de los machos (presentan mayores cantidades) y en los ovarios de las hembras, aunque también se secreta, en pequeñas cantidades, a través de las glándulas suprarrenales.

jeres, «la probabilidad de hipertrofia muscular por el entrenamiento de fuerza es pequeña en comparación con los hombres, pues las mujeres tienen niveles sanguíneos de la hormona testosterona anabólica que son sólo el 5 o 10 por ciento que la de los hombres».[6] Brown también encontró que, aunque el aumento relativo de la fuerza en ambos géneros fue muy parecido, en valores absolutos las mujeres presentaron valores inferiores a los de los hombres.

En conclusión, querer huir de la palabra hipertrofiar para no desarrollar cuerpos de culturista no es muy coherente con la dificultad y la complejidad que lleva el desarrollo de esos cuerpos, que va más allá de la intensidad y la carga de entrenamiento, pues la nutrición y la suplementación tienen un papel capital. La exposición al estrés también es un factor determinante en el aspecto hormonal y también hay componentes genéticos que se deben tener en cuenta.

Tampoco es eficaz para las mujeres el hecho de hacer actividades cardio de baja o moderada intensidad bajo el pretexto de no hipertrofiar el cuerpo a volúmenes elevados, por considerarlo una imagen poco femenina. Si para un hombre es complicado llegar a desarrollar grandes cantidades de masa muscular, para una mujer lo es todavía mucho más, principalmente por su menor secreción de testosterona. Pueden entrenar en alta intensidad o usando elevados lastres si es necesario, sin temer el desarrollo muscular excesivo.

## 11.7. Para divertirse o evadirse

La diversión y la evasión de la realidad van íntimamente ligadas a aspectos psicológicos y emocionales, más que físicos.

Aunque cabe recordar la volatilidad, la subjetividad y el corto plazo de las ganancias percibidas por la persona en estos supuestos, el papel beneficioso del cardio sobre aspectos emocionales, mentales, psicológicos y de interacción social no genera ninguna duda, sobre todo, cuando se desarrolla a baja o moderada intensidad o con un marcado acento lúdico, de entretenimiento, encarado hacia una experiencia grata o impactante o se desarrolla en grupo.

Alinear los gustos y preferencias de la persona practicante con la actividad física o el entrenamiento que lleva a cabo es una razón de peso para poder realizar actividad física, sea en este caso cardio o cualquier otro modelo, y eludir una vida poco activa o sedentaria. Además, también se favorece el retorno venoso al mover el cuerpo de forma recurrente y habitual, lo que facilita el bombeo eficaz del corazón en términos de cantidad de sangre eyectada y, por extensión, el funcionamiento del sistema cardiovascular, al recibir el corazón de retorno una cantidad de sangre, desoxigenada, óptima.

## Tercera parte

# EL LUGAR DEL CARDIO

En esta tercera y última parte del libro, buscaremos dónde encaja el cardio dentro de la carga de entrenamiento o actividad física de una persona para saber si su práctica es necesaria o no.

Para ello, analizaremos la seguridad, la eficiencia y la eficacia asociadas al cardio en cuanto al desarrollo de mejoras sobre el organismo y el nivel de riesgos que se pueden predisponer tanto a corto como a largo plazo. Con ello, a fin de entender qué es actividad física, entrenamiento o deporte, buscaremos su lugar en aquello que resulta imprescindible u opcional para cada uno de nosotros.

Como punto final, se expondrá en el epílogo todo lo visto sobre el cardio y la mitología asociada.

# 12

## El cardio, ¿algo esencial?

Determinar si la práctica de cardio es algo fundamental o esencial para el conjunto de las personas es ver si cumple con las necesidades del organismo en clave física, que es lo que marca la longevidad con calidad de vida, ya que eso es universal y objetivo para todos.

También lo es determinar qué nivel de seguridad y eficiencia aporta el cardio, para estimar el nivel de potencial riesgo asociado con su práctica. También puede verse desde el grado de cumplimiento de los seis puntos que marca el *physical fitness* o *fitness* físico.

Los aspectos emocionales, psicológicos y sociales serían opcionales o complementarios de lo anterior, puesto que son elementos subjetivos de cada individuo. Además, las mejoras en esas vertientes de la salud bien pueden buscarse con actividad física, entrenamiento o a través de otras ofertas lúdicas o de ocio, más allá del cardio.

### 12.1. La seguridad del cardio

Siempre que se tratan temas de seguridad con respecto a cualquier actividad física, deportiva o de entrenamiento, se debe abordar la cuestión desde dos prismas temporales: el corto plazo, relacionado con el momento de desarrollar la propia actividad, y el largo plazo, que sería más bien evitar el desgaste sobre los tejidos o los efectos crónicos negativos o patológicos sobre el organismo.

Aunque hay elementos como las apneas o la técnica de Valsalva que implican picos de presión arterial y frecuencia cardíaca descontrolados a su inicio y final, quizás la aceleración sea el elemento que más afecta la seguridad y la eficiencia al entrenar. Influye de forma sustancial en la magnitud de la fuerza con la que el cuerpo debe interactuar y, en consecuencia, con la cantidad de energía que debe gestionar el tejido involucrado, ya sea el muscular esquelético o el conectivo asociado a las articulaciones y los huesos del cuerpo.

La segunda ley de Newton, también denominada ley fundamental de la dinámica, dice que «el producto de la masa de un cuerpo por su aceleración es directamente proporcional a la magnitud de la fuerza que actúa sobre dicho cuerpo»,[1] es decir, el valor de la fuerza es equivalente a la cantidad de la masa movilizada multiplicada por la magnitud de la aceleración generada en el movimiento. Su expresión matemática, teniendo $F$ como valor de la fuerza, $m$ como la masa movilizada y $a$ como la aceleración, sería la siguiente:

$$F = m \cdot a$$

Por otro lado, un cuerpo se mantiene en reposo o a una velocidad constante siempre y cuando no actúen en él fuerzas desequilibrantes, tal y como indica la primera ley de Newton o ley de la inercia, que dice que «todo cuerpo preserva su estado de reposo o movimiento uniforme y rectilíneo, a no ser que sea obligado a cambiar su estado por fuerzas impresas sobre él».[2]

En cuanto al aspecto energético, la energía cinética, que es la parte de la energía mecánica que adquiere un cuerpo debido a su movimiento, se define como la cantidad de trabajo necesaria para acelerar un cuerpo en reposo y de una masa determinada hasta una velocidad establecida.

Su relación con la velocidad es exponencial, como se puede observar en su expresión matemática, donde $E_c$ es la energía cinética, $m$ la masa del cuerpo y $v$ la velocidad a la que se mueve éste:

$$E_c = \frac{1}{2} \cdot m \cdot v^2$$

Por lo tanto, se podría decir que la energía que recibe un cuerpo, o un tejido, debida a su movimiento, aumenta al doble de la velocidad adquirida. Y como la aceleración mide la tasa de cambio de la velocidad o cómo ésta varía entre dos instantes determinados, al ser su derivada, el hecho de desarrollar aceleraciones al ejecutar un movimiento, mediante tirones, frenadas o cambios de ritmo, afecta de forma significativa a la cantidad de energía con la que deben lidiar los tejidos involucrados, tanto la musculatura como el tejido conectivo o articular.

Sin entrar en otras consideraciones, como todas las actividades de cardio se gestionan mediante el uso de aceleraciones, impactos o cambios de ritmo, únicamente con este dato podemos afirmar que no es el protocolo de entrenamiento más seguro por el hecho de no ejecutarse a ritmo constante, como sí proponen otras metodologías.

Otro elemento capital en términos de seguridad es el hecho de realizar el trabajo garantizando en todo momento la estabilidad y la integridad articulares. Eso no implica que una articulación muestre rigidez o que permanezca fija en el espacio sin movilidad. El hecho de que algo sea estable es que pueda volver a su posición inicial después de la acción de una fuerza que haya perturbado dicha posición.

Mejorar la estabilidad en cualquier articulación conlleva una mejora de la fuerza de los músculos asociados a ella, una correcta sinergia entre ellos en cuanto a la generación global de fuerza o movimiento y trabajar con magnitudes de fuerza controladas para evitar picos de energía peligrosos o dañinos.

Por lo tanto, además del uso o no de aceleraciones relacionadas directamente con el control de las magnitudes de las fuerzas con las que se interacciona, hay que ver si con el cardio se tiene el suficiente cuidado de la función muscular, que es el hecho de que se logre generar la tensión muscular concreta en el instante preciso. Y, por desgracia, al igual que sucede con el uso de aceleraciones de forma generalizada, el cardio también es deficitario en ese control de la función muscular, porque se suelen hacer movimientos altamente integrados o poco discriminatorios con alguna zona de trabajo concreta, se suele incidir en movimientos con una elevada carga técnica que dificulta la consciencia o la concentración sobre lo que se intenta activar intencionadamente y donde el control de los movimientos se basa en la mera observación, sin tener la inquietud por analizar cómo se desarrollan las sinergias internas musculares, lo que facilita la compensación de fibras débiles o disfuncionales sin ser conscientes de ello.

Sobre la seguridad a largo plazo, es algo que no se suele tener en cuenta, pues implica una búsqueda de minimizar los potenciales riesgos sobre los tejidos de la persona y su estructura, incluso a merced de no maximizar las ganancias. Más allá de que dichos riesgos se puedan llegar a considerar asumibles o no, por el hecho de si la persona se lesiona mientras entrena.

Se trata de evitar causar daños en los tejidos y procesos compensatorios que se puedan traducir más adelante en dolores agudos o crónicos, sobrecargas, calcificaciones, problemas articulares, falta de rango de movimiento, falta de estabilidad articular, patrones de movimiento deficitarios, roturas o, también, el desarrollo de enfermedades metabólicas o cardiovasculares.

En cuanto al deterioro articular, hay que tener en cuenta que un factor determinante es la capacidad para generar fuerza de la musculatura implicada, que es sinónimo de la cantidad de energía que puede absorber o tratar. En los casos en que las demandas energéticas (obtener fuerza o desarrollar movimiento) superen la capacidad del tejido muscular esquelético para hacerles frente, el tejido conectivo asociado a la estructura, la protección y la integridad articular, entrará en escena para hacer un papel para el cual no está diseñado.

Además del peligro de rotura de estos tejidos que ello supone, también puede generarse desgaste o un envejecimiento prematuro. Eso viene acentuado por el hecho de que el tejido conectivo, como los ligamentos o los meniscos, no está tan irrigado de sangre como el tejido muscular. A la postre, eso es lógico, porque, al no estar diseñados para generar fuerza, no demandan tantos nutrientes ni oxígeno, pero hace que su recuperación, tras un esfuerzo o en procesos de rehabilitación tras lesión o rotura, se dilate mucho más en el tiempo.

En otro orden de cosas, sabiendo que para lograr mejoras sobre el tejido muscular esquelético que conlleven ganancias sobre otros sistemas que le dan soporte, como es el sistema cardiovascular, se deben superar ciertos límites de intensidad, es importante analizar qué grado de intensidad es beneficioso y cuál no. Para ello, se puede atender a lo que se conoce como la «ventana terapéutica», que no es otra cosa que el equilibrio entre el nivel de intensidad o daño generado al entrenar o mediante la actividad física con el logro de adaptaciones positivas.[3]

**Gráfico 12.1.** Representación del concepto de la ventana terapéutica

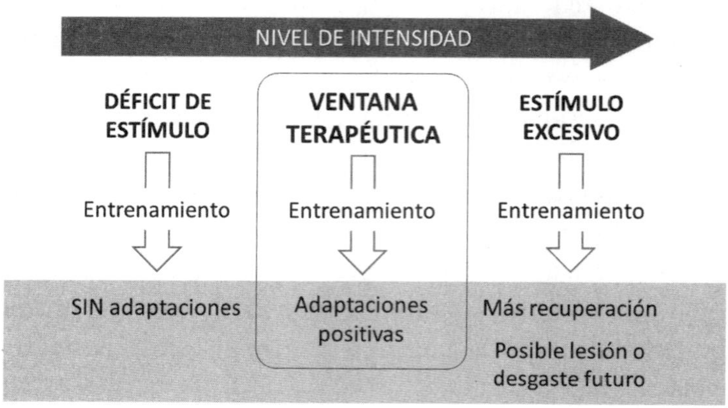


*Fuente*: Elaboración propia.

Entendiendo que estar dentro de la ventana terapéutica es lograr un nivel de intensidad óptimo como para que se desarrollen las adaptaciones sobre la musculatura deseadas, no buscar este tipo de estímulo al entrenar puede acarrear problemas.

Si bien es cierto que todo uso del cuerpo es un potencial agente de cambio, si hay un déficit en el grado de intensidad a nivel de fatiga generada sobre las fibras musculares (no se debe confundir con la sensación de cansancio que podamos sentir), la probabilidad para lograr esas mejoras debidas al entrenamiento es mucho menor. El proceso acaba envuelto en una alta aleatoriedad o requiere tener que invertir mucho más tiempo entrenando o haciendo actividad física, con el consecuente aumento de la cantidad de estrés y oxidación producido sobre el cuerpo.

Por otra parte, basar la carga de entrenamiento o actividad física en intensidades que superen las propias de la ventana terapéutica tampoco es positivo. En este caso, se requiere de procesos de recuperación más dilatados en el tiempo y una mayor probabilidad de acabar lesionándose o generar procesos degenerativos y de desgaste que conlleven, muy probablemente, problemas físicos en el futuro.

Como en tantos aspectos de la vida, en el equilibrio está la virtud. Ni entrenar con intensidades bajas sobre la fatiga muscular es lo más eficiente y eficaz, ni buscar la máxima intensidad o la mayor carga de entrenamiento asumibles por el cuerpo es lo más seguro. Y el cardio es, por norma, un concepto no ligado a ese equilibrio o a esa ventana terapéutica, porque sus modalidades menos intensas generan estímulos deficitarios y las más intensas o extenuantes exceden los niveles terapéuticos.

## 12.2. La eficiencia y la eficacia del cardio

Al igual que en el caso de la seguridad, un elemento importante que se debe tener en cuenta al hablar de la eficiencia a la hora de desarrollar fuerza o movimiento es el uso de aceleraciones mientras se entrena o se realiza un gesto, que afectan a la magnitud de las fuerzas durante el rango de contracción.

Al mover un lastre acelerándolo al inicio, en forma de tirón, se genera un elevado pico de fuerza en ese instante. Luego, se deberá realizar otro pico elevado de fuerza para frenar el segmento móvil, mientras que el trabajo muscular durante el recorrido será nulo, ya que el movimiento se produce gracias a la velocidad adquirida tras la aceleración generada en el tirón inicial.

Tal y como muestra el gráfico siguiente, esa forma de entrenar por tirones y frenadas, típico del uso de aceleraciones, es mucho menos eficiente en cuanto al trabajo realizado por los músculos, en comparación con uno a ritmo constante. Porque en este segundo caso, aunque no se generen picos tan elevados de fuerza, el trabajo durante el recorrido existe y es notorio.

**Gráfico 12.2.** Comparativa entre entrenamiento a ritmo constante y por tirones

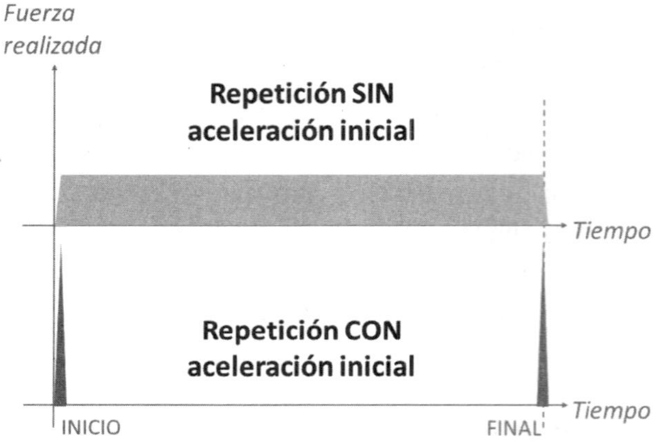


*Nota*: Aunque por el tirón inicial y la frenada final en el trabajo con aceleración (abajo) se obtienen dos grandes picos al inicio y al final de la repetición, el trabajo muscular durante el recorrido es nulo. Trabajando a velocidad constante, sin aceleración inicial (arriba), se observa con claridad un mayor trabajo muscular. *Fuente*: Elaboración propia.

Además, de nuevo en clave de seguridad, el uso de esos elevados picos energéticos al inicio y al final del recorrido no parece la mejor de las opciones, puesto que no se puede conocer hasta qué magnitud se elevarán esas fuerzas, ni si podrán ser potencialmente de riesgo para los tejidos y estructuras involucrados o no.

En el caso del trabajo a velocidad constante, aunque tampoco se conozca el valor de la fuerza generada, tiene un grado de seguridad mucho mayor, pues no hay cambios en la magnitud de esa fuerza al no generarse aceleraciones que modifiquen su valor. Como hay mayor trabajo mecánico, para un mismo tiempo bajo carga se deben usar lastres menores que si se usaran tirones, con lo que las fuerzas producidas, forzosamente, serán menores y, con ello, más controlables y potencialmente menos peligrosas.

En cuanto a la eficacia del cardio, la evidencia científica desde hace mucho tiempo muestra que se logran beneficios para el organismo desde las vertientes menos intensas. La cuestión es si esa eficacia es mayor o menor en los casos de alta intensidad, que se salen del paradigma o de lo que se entiende como cardio en la mayoría de los estudios.

Para poder dar respuesta a ello, a principios del siglo XXI, se presentaron los estudios de la Universidad de McMaster, en la ciudad de Hamilton, en el estado de Ontario de Canadá.

En el primero, publicado en 2005, se dividió a 16 voluntarios sanos, entre ellos únicamente dos mujeres, en dos grupos de ocho personas. Uno realizaba tres sesiones semanales de cuatro a siete esprints en una bicicleta estática de treinta segundos, dejando entre ellos cuatro minutos de descanso (lo que supone entre seis y diez minutos de ejercicio semanal puro por cada sesión). El otro grupo, el grupo de control, realizó una vida activa, sin especificar un protocolo concreto.[4]

Tras dos semanas de entrenamiento, se descubrió que la capacidad de resistencia a partir de ciertos ejercicios en el grupo de los esprints se incrementó casi en un cien por cien (pasó de una media de 26 minutos a 51 minutos), mientras que el grupo control no mostró cambios. Por otro lado, se registró en los músculos del grupo que entrenó con alta intensidad un incremento significativo del 38 por ciento en la presencia de citrato sintasa, una enzima indicadora de la capacidad oxidativa muscular o la capacidad de obtener energía mediante la vía aeróbica mitocondrial, aunque no se acompañara de incrementos en el pico de $VO_2$.

Con ello, los autores afirmaron que «seis minutos de ejercicio puro y duro una vez a la semana podían llegar a ser tan efectivos como una hora de actividad moderada diaria».

Ante estos resultados y esa afirmación, se elevó una protesta pública por parte del mundo del *fitness* e incluso desde algunos sectores del mundo médico, alegando que los resultados se obtuvieron con un grupo de control que no realizó ningún entrenamiento especializado de cardio, para comparar un protocolo de entrenamiento intenso con otro de intensidad moderada, en vez de con una vida activa sin mayor especificidad. Como, de hecho, eso era cierto, se realizó un segundo estudio.

Dicho segundo estudio, publicado en 2006, contó con 16 participantes, que se dividieron en dos grupos.[5] Por un lado, el llamado Grupo ESI realizó esprints en bicicleta estática que llegaban hasta valores del 250 por ciento del $VO_2$ MÁX, a razón de tres sesiones semanales en tandas de cuatro a siete esprints de treinta segundos, con cuatro minutos de descanso entre cada tanda, lo que volvía a dar de seis a diez minutos de ejercicio puro semanal, como en el caso del grupo de entrenamiento intenso del primer estudio. Por otro lado, se tenía al Grupo ER, que realizó tandas de noventa a ciento veinte minutos en la bicicleta estática a un valor de intensidad del 65 por ciento de $VO_2$ MÁX, lo que significaban entre cuatro y seis horas y media semanales de trabajo.

En este segundo estudio, se examinaron cambios en la capacidad de resistencia conforme a un test específico, así como adaptaciones moleculares y celulares en el músculo esquelético. La prueba realizada en ambos grupos para testear el antes y el después fue completar 18,6 millas (unos 30 kilómetros) en una bicicleta estática, una vez transcurridas dos semanas del protocolo de entrenamiento.

Las muestras de biopsias obtenidas antes y después del entrenamiento mostraron unos incrementos similares en la capacidad oxidativa del músculo, así como una capacidad similar de almacenamiento en los depósitos musculares de glucógeno. Pero lo significativo de todo ello no fue que las mejoras eran equivalentes para ambos grupos de trabajo, sino el tiempo de entrenamiento dedicado por cada uno para lograrlas, ya que el grupo de las tandas continuas a moderada intensidad, el grupo ER y asociado al cardio, necesitó el 97,5 por ciento del tiempo total invertido de entrenamiento, que sería la suma de ejercicio realizado por ambos grupos; con lo que el grupo de trabajo intenso y no asociado con el cardio, el grupo ESI, obtuvo los mismos beneficios con sólo el 2,5 por ciento del sumatorio de horas totales.

Por lo tanto, dada la amplia diferencia en el volumen de entrenamiento, se demostró que un protocolo de entrenamiento de alta intensidad y poco tiempo invertido es una estrategia mucho más eficiente de cara a lograr los mismos beneficios que estrategias de intensidad baja o moderada y más dilatadas en el tiempo, incluso tras únicamente dos semanas de entrenamiento. Esa notoria diferencia en cuanto a la eficiencia en ambas estrategias hizo que uno de los miembros de estos estudios realizados en McMaster, el profesor Gibala, confesara que «creíamos que habría beneficios, pero no esperábamos que fueran tan obvios. Esto prueba la gran efectividad del ejercicio corto e intenso».

Con estos dos estudios, se demuestra que el debate sobre el cardio no debe ser sobre si es eficaz o no, ni sobre si se generan beneficios para el cuerpo o no, porque sí es eficaz y sí genera cambios y beneficios. Lo que merma al cardio entendido como una actividad poco intensa y de larga duración con respecto a protocolos intensos y de corta duración es su baja eficiencia. Y los métodos de cardio más intensos tampoco van en esa línea del Grupo ESI en el segundo estudio de la Universidad de McMaster, pues en ningún caso se aboga por sesiones cortas e intensas, sino más bien largas y extenuantes.

Y como el cardio no es una opción eficiente y apuesta por métodos extenuantes que salen de la ventana terapéutica, no puede considerarse una actividad saludable, aunque con ella se obtengan ganancias o mejoras, porque si se recuerdan los puntos del *physical fitness* o *fitness* físico, que relacionan positivamente una mejora del *fitness* y la salud física de una persona, el sexto y último punto habla de «disminución del riesgo lesivo» y eso implica maximizar la seguridad, sinónimo, entre otras cosas, de estar dentro del estímulo que define la ventana terapéutica, y la eficiencia.

Nos han condicionado a pensar que algo que aporta ganancias o beneficios es positivo *per se* e incluso es saludable si esas mejoras se centran en el aspecto físico, pero el elemento de la minimización de riesgos, tanto a corto como a largo plazo, es algo que se suele obviar. Y para que algo se pueda considerar saludable y que mejora la funcionalidad de una persona, debe aportar ambos aspectos: ganancias y minimización de riesgos, incluso priorizar lo segundo a lo primero.

## 12.3. El cardio en la actividad física

Para lograr situar el cardio, o las diferentes modalidades del mismo, dentro de la actividad física, el deporte o el entrenamiento, lo primero es llegar a entender qué significa cada uno de esos conceptos. Parece algo sencillo, pero suele haber una notable confusión, también en el ámbito profesional, a la hora de poder definir y diferenciar esas palabras, pues su uso se mezcla de forma indiscriminada.

La actividad física sería «todo movimiento del cuerpo que hace trabajar a los músculos y requiere más energía que estar en reposo». En este sentido, Gerald Kenyon, a raíz de sus estudios en 1968, desarrolló seis tipologías de actividad física para el ser humano, que puede ser vista como:[6]

1. Una experiencia social, puesto que gracias sobre todo a la actividad física grupal se pueden crear nuevas

amistades, conservar las que ya se tienen o sentirse integrado dentro de un colectivo afín.
2. Un medio para mejorar la salud y las habilidades atléticas.
3. Una búsqueda de riesgo, retos o nuevas sensaciones.
4. Una experiencia estética o visualmente atractiva.
5. Una catarsis de alivio de tensión y dejar ir emociones reprimidas.
6. Una experiencia de deseo u obtener un objetivo.

En cuanto al deporte, es una actividad física reglada con un afán competitivo, sea a nivel profesional, olímpico o *amateur*, porque sus reglas y premisas aclaran cómo ganar y bajo qué condicionantes.

Aunque no de forma necesaria, suele implicar cierta dosis de entrenamiento para mejorar el rendimiento, a través de la habilidad técnica con respecto a los gestos técnicos requeridos y mediante la preparación física para hacer frente a los esfuerzos y demandas de la actividad.

El deporte no busca una mejora de la salud ni de la funcionalidad del organismo. Se trata de ganar siguiendo unas normas y de usar el entrenamiento para la mejor adaptación posible a las características específicas que demanda ese deporte. Que luego eso comporte mejoras en la salud de la persona o el colectivo practicante es algo aleatorio y que no forma parte del objetivo principal.

Por otra parte, el entrenamiento es aquella actividad física con algún propósito, objetivo o intención, cuyo diseño se elabora previamente a su ejecución.

Se podrían distinguir cinco líneas argumentales de cara a entrenar: la mejora de aspectos emocionales o lúdicos; la mejora de aspectos ligados a la salud psicológica, emocional y social; la mejora de aspectos centrados en mejorar la imagen corporal; el aumento del rendimiento atlético como se ha destacado al hablar sobre el deporte, y la mejora de la salud física.

En cuanto a la potenciación de la salud física mediante entrenamiento, se buscarían las mejoras sobre el tejido muscular esquelético, de forma más o menos aleatoria y más o menos segura y eficiente. De hecho, se define el ejercicio como el protocolo de entrenamiento donde se busca la mejora recurrente sobre el tejido muscular esquelético y el cuidado de la función muscular, maximizando la seguridad y la eficiencia del proceso y discriminando en todo lo posible la zona diana de trabajo.

Por lo tanto, aunque reiteradamente se mezclan los conceptos de entrenamiento y ejercicio como si fueran sinónimos, cabría diferenciarlos en cuanto a que el ejercicio es una forma concreta de interpretar y ejecutar el entrenamiento, con lo que cualquier forma de entrenar no puede catalogarse como ejercicio.

**Gráfico 12.3.** Relación entre los conceptos de actividad física, entrenamiento, ejercicio y deporte

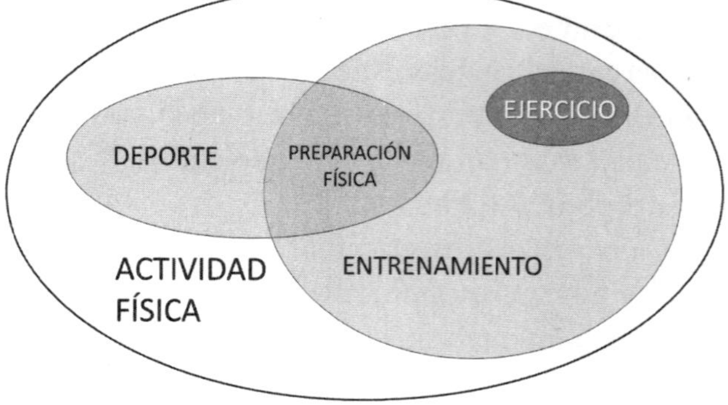


*Fuente*: Elaboración propia.

De menos a más específico, entonces, se tendría la actividad física, como todo movimiento que requiere trabajo muscular y más energía que el estado en reposo; el entrenamiento, como aquella actividad física con una intención y un diseño previo a su ejecución, y el ejercicio, como aquel entrenamiento que busca la mejora del tejido muscular esquelético con los máximos índices de seguridad y eficiencia posibles, incidiendo en determinadas zonas del cuerpo.

El deporte podría relacionarse en términos de aleatoriedad como una forma genérica de actividad física, pues, aunque se tienen predefinidos el propósito y las reglas o los supuestos que implica su desarrollo, su ejecución es meramente aleatoria en cuanto a los esfuerzos y fuerzas generados.

¿Y el cardio dónde encaja en todo ello? Debido a sus diferentes modalidades y al hecho de que se le pueda relacionar con métodos de entrenamiento, ser propiamente algún tipo de deporte o, simplemente, ser una actividad física sin diseño previo ni un propósito concreto, el encaje del cardio dentro de todo lo expuesto anteriormente es muy generalista y poco determinada.

Resulta más sencillo y directo decir que el cardio no se puede catalogar como ejercicio y que el hecho de entrenar a base de ejercicio no es realizar cardio, porque, como hemos visto a lo largo de este libro, el cardio es una práctica heterogénea y de definición difusa que sí puede ser efectiva en cuanto a obtener mejoras y beneficios físicos, emocionales y sociales, pero que no es una práctica eficiente ni lo más segura posible, debido a la aleatoriedad en la magnitud de las fuerzas, el uso de aceleraciones y la facilidad para que el sistema nervioso desarrolle todo tipo de compensaciones al percibir fatiga por el uso de movimientos integrados o elevadas cargas técnicas en los gestos y movimientos desarrollados. Y, precisamente, ser lo más eficiente y seguro posible es algo no negociable para poder ser catalogado como ejercicio.

**Gráfico 12.4.** El lugar que ocupa el cardio

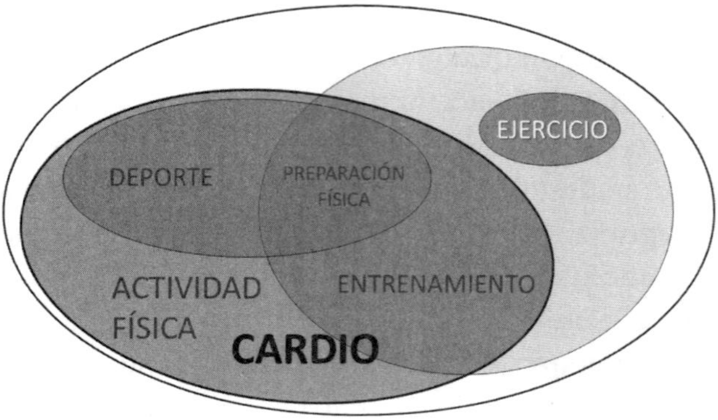


*Nota*: Podemos encontrar al cardio relacionado de forma genérica con la actividad física, como un deporte concreto, usado en una preparación física o como modo de entrenamiento. Lo que no puede catalogarse como cardio es el ejercicio, y viceversa.
*Fuente*: Elaboración propia.

Por tanto, el lugar que ocupa el cardio dentro de la carga de actividad física y entrenamiento de una persona estaría dentro de toda la actividad física que complementa al ejercicio. Y entendiendo que lo verdaderamente imprescindible, en cuanto a salud y funcionalidad, es hacer ejercicio tal y como lo hemos plasmado, el cardio no es algo imprescindible, pero sí opcional como acompañamiento del ejercicio.

Porque lo verdaderamente deseable al entrenar en clave de salud es lograr mejoras sobre el tejido muscular esquelético, que da beneficios sobre el resto del organismo, incluyendo la mejora de la capacidad aeróbica, del corazón y el sistema cardiovascular, del aumento del gasto calórico, de lograr una mayor funcionalidad y el resto de los beneficios que tradicionalmente se han otorgado erróneamente al cardio o al desarrollo de actividad física.

Y como el ejercicio es esa forma de entrenar que, maximizando la seguridad y la eficiencia sin perder la eficacia en lograr esas mejoras musculares, minimiza los riesgos asociados con la interacción con fuerzas y el desarrollo de esfuerzos, se considera que es aquello que es imprescindible para todas las personas. Porque es la forma de buscar ser más longevos, con una mayor calidad de vida basada en la salud física y con la menor probabilidad de sufrir lesiones, dolores o disfunciones, cumpliendo de este modo con los seis puntos del *physical fitness* o *fitness* físico, aunando la mejora del *fitness* y la salud física.

A ese ejercicio le es favorecedor, desde el plano físico, el añadir una vida activa o un uso del cuerpo que fomente el retorno venoso y garantice un buen funcionamiento del corazón, esencial para que la sangre llegue a todas las células del cuerpo de forma suficiente y eficaz, incluido él mismo.

Luego, desde la visión de la salud mental, psicológica y social, también resulta interesante incorporar a la carga semanal de ejercicio necesario algún tipo de actividad que guste, motive, se disfrute en grupo o aporte cualquier justificación emocional positiva. No como alternativa al ejercicio, sino como complemento a éste, pensando tanto en lo físico como en lo psicológico, emocional o social, donde puede entrar cualquier modalidad de cardio. Pero como ese complemento es, o debe ser, una elección subjetiva y personal de cada persona, es clave entender que se puede elegir alguna actividad relacionada o no con el cardio.

Después de haber desgranado todos sus supuestos beneficios, aquí radica una de las grandes razones para considerar al cardio un mito. No se debe considerar ni una práctica que relacione mejoras de *fitness* y de salud y su práctica no es imprescindible, sino que es una opción válida, pero no la única, de cara a complementar el ejercicio, como método de entrenamiento base y necesario.

# Epílogo

Hemos desglosado el mito del cardio intentando descubrir qué relacionaba positivamente una mejora en los niveles atléticos, o en el nivel de *fitness* de una persona, con su salud física. Eso nos ha llevado a descubrir el *physical fitness*, o *fitness* físico, y sus seis puntos: cinco relacionados con diversos beneficios estructurales y funcionales, y el último con la voluntad de minimizar el riesgo lesivo, que se ha tratado tanto a corto como a largo plazo en términos de seguridad al entrenar. Mejorar o incidir en todos ellos es lograr que una persona desarrolle su funcionalidad atlética junto con la salud física. En este sentido, hemos acabado viendo que cualquier modalidad de cardio no es la forma de llegar a esos puntos, con lo que no sería la opción ideal si se quiere realizar una actividad saludable, a nivel físico, sobre todo, en lo relativo a la minimización del riesgo lesivo, pues se han visto sus déficits en seguridad y eficiencia.

En cuanto a la definición de cardio, no se puede plasmar una de forma precisa y concreta, puesto que el cardio como tal engloba multitud de diferentes actividades físicas, pues es algo heterogéneo. En este sentido, se ha hecho un ejercicio para intentar plasmar los diferentes tipos de cardio y entender sus características, junto con su lugar dentro del conjunto de la actividad física.

En ese posicionamiento, por cierto, se ha visto que el cardio puede considerarse dentro del grupo del deporte, el entrenamiento o la mera actividad física, pero no se puede asociar con el ejercicio, tal y como lo hemos definido. Es decir, como una actividad que aboga por incidir en mejoras sobre el tejido muscular esquelético, aplicando la máxima seguridad, el máximo control y la máxima eficiencia en el desarrollo del entrenamiento.

Ya dentro del bloque principal que supone el detalle de los mitos y verdades relacionados con el cardio, primero se ha analizado el concepto de la resistencia. Para mejorarla sobre un gesto o actividad se debe, por un lado, trabajar la musculatura y, por otro, practicar el gesto técnico o la actividad. A base de repetirlo, se mejora la eficiencia de los patrones de movimiento gracias a una mayor facilitación neural y, por lo tanto, también la resistencia específica para ese gesto o esa actividad concreta.

Todas las capacidades físicas que tenemos, a excepción de la fuerza, son aplicaciones de esta última; dependen de la capacidad de generar fuerza, la eficiencia en la gestión energética y el patrón de activación neuromuscular para un escenario concreto. Sus ganancias, por lo tanto, son específicas a esa actividad, y no de carácter general o extrapolables a otras actividades o gestos. Es por ello por lo que la búsqueda de mayor resistencia se puede ligar con la búsqueda de una transferencia positiva entre las ganancias obtenidas al entrenar y el momento de plasmar rendimiento o eficacia en el desarrollo de un gesto técnico, una actividad física o una práctica deportiva.

Entender las tres tipologías de transferencia que se pueden dar es muy importante para no caer en imitaciones de gestos con mayor lastre o ampararse en el «entrenamiento funcional aplicado». Primero, porque eso produce transferencia negativa al tener dos patrones de activación parecidos pero no iguales entre el usado al entrenar y el práctico al usar escenarios resistivos diferentes, lo que hace que el cerebro se acabe decantando por uno de los dos: aquel que considere más eficaz o eficiente en ese instante, el que le aporte mayor facilitación neural por una mayor práctica o una mezcla de ambas cosas. Segundo, porque el ser funcional va ligado con respetar la función músculo-articular, por lo que la funcionalidad de cualquier entrenamiento o actividad física va implícita siempre y cuando uno no se lesione.

Para lograr una transferencia positiva se tiene, simplemente, que practicar esa actividad o deporte, pues se generan mejoras en esos escenarios y circunstancias sin perturbaciones en el patrón motor o algoritmo que usa el cerebro para con los gestos y movimientos usados. A ello, se le puede sumar un entrenamiento con transferencia neutra, íntimamente relacionado con el entrenamiento de la mejora en los niveles de fuerza, al usar gestos que no tengan nada que ver con esa actividad física o deportiva, pues una persona más fuerte tendrá una mayor probabilidad de mejorar su rendimiento en todo lo que haga desde el plano físico y, por transferencia neutra, no se afecta a los patrones de activación a la hora de plasmar rendimiento.

Otro tema tratado ha sido la mejora del sistema cardiovascular y del corazón, que quizá sea el motivo estrella para realizar cardio junto con esa supuesta mejora de la resistencia y el deseo de bajar de peso u oxidar más grasas al aumentar el gasto calórico.

La clave para entender que no es el cardio lo que hace mejorar el comportamiento y la estructura del corazón, ni el funcionamiento del sistema cardiovascular, es darse cuenta de que no hay ninguna actividad física ni método de entrenamiento alguno que incida directamente sobre dicho órgano o sistema. Tanto uno como otro adaptan sus prestaciones y características a la demanda de oxígeno y nutrientes del resto de células del cuerpo. Y el principal demandante, en este sentido, es el tejido muscular esquelético, al ser el órgano de mayor consumo de todo el cuerpo (más que el cerebro y el hígado juntos y más de cuatro veces el del corazón) y el principal elemento del consumo fisiológico o basal, que supone tres cuartas partes del gasto total del cuerpo.

Como el sistema cardiovascular en su conjunto está supeditado a la demanda y la funcionalidad del tejido muscular esquelético, cualquier mejora y cambio en éste, incluyendo lógicamente el corazón, vendrán precedidos y orquestados desde una mejora o adaptación previa de la musculatura esquelética. Por lo tanto, incidiendo sobre adaptaciones en el tejido muscular esquelético se logrará un mejor corazón y un mejor sistema cardiovascular.

En lo que sí puede ayudar el cardio en cuanto a la funcionalidad cardiovascular, como cualquier actividad física por otro lado, es en contribuir en el retorno venoso, que es la sangre que retorna al corazón. Porque moverse, usar el cuerpo, favorece, entre otras cosas, que la sangre desoxigenada fluya por las venas gracias a las contracciones musculares. Y garantizar un buen retorno venoso es lograr que el corazón reciba sangre suficiente como para bombear la cantidad necesaria de sangre oxigenada hacia el resto del cuerpo, junto a irrigarse a sí mismo a través de las arterias coronarias. Es un elemento vital para cualquiera de nosotros.

Cuando con el cardio se busca una mayor oxidación de las grasas, se piensa en lograr una mayor lipólisis, o liberación de ácidos grasos, sobre el tejido adiposo alojado de forma subcutánea, que es aquella grasa que entorpece el concepto estético de una persona.

Por un lado, hemos visto que hay una preferencia hacia el uso de los pequeños depósitos grasos dispuestos dentro de la musculatura esquelética con respecto a las mayores reservas del tejido adiposo. Seguramente, porque es más eficiente disponer de pequeñas cantidades de energía, pero muy cercanas a las mitocondrias (el orgánulo que aporta energía útil para el cuerpo al procesar ciertos sustratos energéticos e interactuar con el oxígeno por vía aeróbica) que trasladar desde los lejanos depósitos subcutáneos una mayor cantidad de ácidos grasos hasta ellas.

Incluso las adaptaciones fisiológicas para lograr una mejor capacidad aeróbica (que no debe confundirse con la capacidad pulmonar ni con la resistencia específica en una actividad física), pasa por disponer de más mitocondrias, aumentar el tamaño de éstas o tener más depósitos intramusculares, en vez de por buscar fomentar una mayor lipólisis desde el tejido adiposo o mejorar su transporte hasta las mitocondrias depositadas en las fibras musculares.

También es importante entender, refiriéndose a la mejora en la capacidad aeróbica, que es imposible promover una mejora en los procesos aeróbicos de forma discriminada de los anaeróbicos, pues la vía aeróbica siempre va precedida de reacciones anaeróbicas necesarias fuera de la mitocondria, e incluso dentro de ella, ya que la entrada en escena del oxígeno es al final del proceso, en los últimos momentos de la cadena de transporte de electrones.

Y también es importante entender que la forma práctica de lograr ese aumento en la capacidad aeróbica es entrenar o hacer actividad física a un nivel de intensidad suficientemente alto como para que se logre una mayor productividad del piruvato procedente de la glucosa, mediante glucólisis, con respecto a la cantidad que es capaz de procesar la mitocondria para lograr energía. Eso lleva a la fermentación del piruvato y la creación de lactato que, contrariamente a lo que se creía hasta no hace mucho, es un metabolito de gran valor protector para el cuerpo (también es un vasodilatador arterial y un sustrato energético en el ciclo de Cori), y que no produce la acidez en las fibras musculares que merma su calidad contráctil, ya que eso es producto de la acumulación de protones, H+, que se generan en etapas anaeróbicas como la vía anaeróbica láctica (a la que he llamado también como glucólisis rápida).

La presencia de lactato hará que el organismo intente mejorar la cinética del procesado del piruvato por parte de la mitocondria, mejorando su capacidad aeróbica. Aunque ésta tiene un techo de mejora biológico, marcado por el tiempo requerido para la acción de diversas enzimas involucradas en el proceso.

Por otro lado, y referido a la búsqueda de una mayor oxidación de grasas, eso no ocurre durante el desarrollo de una actividad física o un entrenamiento, sino que sucede cuando se logra un nivel alto de intensidad a nivel de fatiga muscular que provoque el desarrollo de la Fase II del efecto EPOC durante el período de recuperación tras la actividad. Eso se debe a que, en ese momento, no hay una necesidad de disponer de energía de una forma más o menos rápida, con lo que el procesado de ácidos grasos es el principal sustrato energético, puesto que de los ácidos grasos movilizados desde las grasas se puede obtener mucha más energía y en mayor cantidad que por el uso de la glucosa. Sin embargo, como la glucosa tiene un procesado más rápido y económico y puede ser usada también en procesos anaeróbicos, es la opción que se prioriza por delante de los ácidos grasos procedentes de las grasas, aunque sí se usen de forma continuada en el desarrollo de cualquier actividad física. De hecho, hemos visto que cuando el organismo detecta un descenso en la disponibilidad de glucosa procedente de las reservas de glucógeno muscular, para mantener el rendimiento de la actividad realizada se opta por degradar la proteína que conforma la masa muscular para obtener aminoácidos. Como su transformación en energía tiene unos requerimientos de tiempo y energía parecidos a los de la glucosa, pasa en el orden de prioridad por delante de fomentar un aumento en el consumo de ácidos grasos, de transformación más lenta y costosa. Por eso, buscar en el cardio caracterizado por actividades largas y de intensidad baja o moderada aumentar el gasto calórico o la oxidación de las grasas no es la mejor estrategia, precisamente, porque se suele obtener el resultado antagónico.

En potenciar el tejido muscular esquelético reside la respuesta a esas inquietudes, pues gracias a una mayor cantidad de masa muscular se logra que el organismo deba consumir más energía de forma basal. Logrando una mayor masa muscular, junto a lo dispuesto en el estímulo del efecto EPOC sobre el entrenamiento que más eficazmente mejora el tejido muscular esquelético, se consigue una saludable composición corporal (se puede entender como cantidad de musculatura y tejido adiposo presente en el cuerpo), dejando la cantidad de grasa en una cantidad que, más allá de la salud, suele conllevar la mejora de la imagen de la persona, al no tener ese exceso de tejido adiposo poco estético y patológico por su efecto endocrino inflamatorio.

Las mejoras relacionadas con los aspectos mentales, emocionales y psicológicos parten de la realización de actividad física o entrenamiento con un marcado carácter recreativo, de diversión, encarado hacia la experiencia agradable o impactante o hacia el hecho de llevarlo a cabo en grupo o fomentando el sentimiento de pertenencia a uno. En este sentido, toman especial relevancia aquellas actividades o modalidades de entrenamiento que se diferencian por tener unos niveles de intensidad bajos o moderados y que se alinean con los gustos o preferencias de los practicantes. Muchas formas de expresión del cardio siguen esos preceptos y por eso hay un gran porcentaje de la población que practica algún tipo de cardio siguiendo esa búsqueda de diversión, entretenimiento, evasión de la realidad, retos o para sociabilizar.

Las actividades más intensas, por su naturaleza fatigante y exigente para salir del equilibrio homeostático, parecen tener una clara desventaja en esta búsqueda de mejoras emocionales y mentales, sobre todo, mientras se crea que estas mejoras residen o se plasman en el momento de la propia práctica. Creo que también se deberían tener en cuenta las sensaciones positivas que se consiguen con las opciones intensas que promueven mejoras a nivel físico, sea desde la sensación de sentirse mejor, dejar de sufrir dolores en el cuerpo o la gratificación de verse más capaz de hacer cosas o de disfrutar más de la actividad física o deportiva.

Para finalizar, en cuanto a mitos y verdades, hemos visto otro tipo de elementos relacionados con el cardio y el entrenamiento, como el hecho de entender que sudar no implica más consumo energético sino que supone una regulación de la temperatura corporal; que el mantenerse no existe, pues somos seres adaptativos al entorno, de forma constante, que se sustenta en el tejido muscular esquelético; que no tiene sentido hacer entrenamientos de preparación si no que se puede entrenar intenso desde un principio, siempre y cuando se haga bajo las premisas de ejercicio como lo hemos definido, o que lograr la adherencia para entrenar debería ser desde una vertiente intrínseca como es el entender por qué hay que hacerlo, cómo ejecutarlo para minimizar riesgos obteniendo beneficios y qué supone no hacerlo, por encima de motivaciones extrínsecas a la persona como modas, tendencias, aspectos emocionales o el empuje de otras personas.

La última parte del libro ha estado dedicada a tratar de encontrar el lugar lógico del cardio en el conjunto de la actividad física con todo lo plasmado con anterioridad. Para ello, se ha aportado una definición sobre lo que es la propia actividad física, el deporte, el entrenamiento y el ejercicio. Ha quedado claro que el cardio, al ser tan heterogéneo en sus diferentes ramas, puede considerarse actividad física genérica, un tipo de deporte o una forma de entrenar, pero no se puede considerar ejercicio, pues en ninguna de sus representaciones logra ser una práctica donde se maximicen los niveles de seguridad y eficiencia, por el uso de aceleraciones, la falta de control y la discriminación sobre una zona de trabajo para evitar compensaciones, el uso de apneas de forma recurrente y el hecho de no estar dentro de la ventana terapéutica en cuestiones de intensidad desarrollada en su estímulo muscular.

Por todo ello, se ha considerado el cardio una actividad física complementaria al ejercicio en cuanto a aportar una dosis de movimiento o uso del cuerpo que ayude al retorno venoso de la persona, incidir positivamente sobre los aspectos mentales, psicológicos, emocionales y sociales de la salud y ser una posible opción lúdica, de entretenimiento, de consecución de retos o de vivir experiencias placenteras.

Pero, al contrario que el ejercicio, algo imprescindible, objetivo y universal, al dar respuesta a las necesidades biológicas del organismo en clave física en forma de mejoras recurrentes sobre el tejido muscular esquelético, el cardio es algo opcional y no necesario u obligatorio. Su elección es subjetiva y se rige por las inquietudes, los gustos y las necesidades de cada uno, con lo que puede ser la opción de actividad física ideal para una persona, pero no para otra.

Visto lo visto, tras la lectura del libro, uno se puede dar cuenta de que el cardio es un mito, o un gran mito, porque todas las mejoras y ventajas que se le atribuyen o no son ciertas o no derivan de su práctica. Pero que el cardio sea un mito o algo aceptado sin fundamento no significa que su práctica, en ninguna de sus posibles opciones, sea mala.

Simplemente es una opción más dentro del abanico de posibilidades de la actividad física o deportiva complementarias al ejercicio.

Lo que sí hay que tener en cuenta, y quiero recalcarlo, es que, aunque todo cardio se debe hacer bajo el deseo de hacerlo, es importante primero informarse de cuáles son los potenciales riesgos que se pueden asumir y valorar si ello compensa las ganas que despierta su praxis o los beneficios que se prevén. Y, segundo, ser conscientes de si disponemos del nivel atlético o técnico suficiente para realizar ese tipo de cardio o debemos prepararnos antes de algún modo.

# Comentario final

Mucha gente, incluso dentro del mundo profesional del *fitness* y el entrenamiento, consideran el cardio «uno de los tipos de actividad física más importantes para todas las personas que deseen mejorar su condición física sin llegar necesariamente a rutinas de entrenamiento duras o de alto esfuerzo», «todo ejercicio que aumenta la frecuencia cardíaca a un nivel donde aún es posible hablar, pero se empieza a sudar un poco», «aquellos ejercicios que se caracterizan por elevar la frecuencia cardíaca y la respiración para mejorar nuestra resistencia» o, simplemente, «hacer trabajar al corazón».

Se me hace difícil poder leer tales afirmaciones sin sorprenderme o llevarme las manos a la cabeza (quizá te ocurra lo mismo tras leer este libro), pero es que todo lo relacionado con el cardio es un continuo mito de la actividad, una confusión recurrente sobre cómo trabaja nuestro organismo en cuanto a la gestión energética y el uso del oxígeno que respiramos, de cómo y por qué se generan mejoras funcionales o un uso indiscriminado de las palabras sin conocer ni siquiera su significado.

Se ha creado una cultura alrededor del cardio que se ha aceptado como una verdad absoluta, cuando en realidad todos los beneficios que se postulan de su práctica no son debidos directamente al cardio o son falsos. Se ha elevado a algo indispensable cuando ni siquiera se es capaz de definir qué es el cardio, más allá de dar ejemplos o caer en errores de concepto o falsas creencias.

Realmente, en este libro he querido abordar uno de los mayores mitos del mundo del *fitness*, la actividad física y el entrenamiento, poniendo al cardio en su debido contexto y desgranando, uno por uno, los porqués de sus supuestos beneficios e impactos sobre el organismo de cualquier persona.

Quizás esto sea algo disruptivo, en muchos aspectos, teniendo en cuenta el mensaje de la propia industria del *fitness*, que nos propone constantemente la práctica de actividades de cardio, buscar «quemar» muchas calorías por el hecho de moverse o hacer actividad física o deportiva, andar más de 10.000 pasos (o los que sean) como si con ello fuera suficiente para estar saludables, realizar el mal llamado «entrenamiento funcional» y un sinfín de posibles ejemplos. Pero creo, sinceramente, que este tema relacionado con el cardio y toda la falsa verdad que lo acompaña deben tratarse tal y como hemos hecho en estas páginas: desde el rigor, el análisis y la mente abierta y sin prejuicios.

Porque en el fondo, la práctica de cardio no es mala. Para nada. Sólo que es importante entender el contexto adecuado del cardio, que no es otro que el ser una opción dentro de todo el abanico que ofrece el mundo de la actividad física que complementa lo realmente no negociable y universal, como es el entrenar para lograr mejoras sobre el tejido muscular esquelético minimizando todos los potenciales riesgos.

Porque este tipo de entrenamiento, al cual llamamos ejercicio, aporta beneficios sobre el propio músculo y la capacidad de generar fuerza, pero también sobre el resto del organismo y sistemas y órganos que le dan soporte, como, entre otros, el sistema cardiovascular y, especialmente, el corazón. Además, el ejercicio también logra cumplir con los seis puntos del *fitness* físico o *physical fitness*, vistos en los primeros compases del libro, al máximo nivel. Y el cardio puede complementarlo de cara a buscar esos elementos emocionales, psicológicos, sociales o de uso del cuerpo que no puede aportar quizá el ejercicio, además de contribuir en un eficaz retorno venoso, tan importante para el correcto funcionamiento del corazón y un nivel de riego sanguíneo suficiente y eficaz.

Pero, repito, el cardio es complementario, no sustitutivo del ejercicio. Y su práctica debe estar ligada a una elección subjetiva y personal de cada uno de nosotros, porque su mayor impacto se sustenta bajo elementos emocionales y sociales y eso es singular para cada individuo. De este modo, podemos acompañar a nuestra carga de ejercicio con cardio o con cualquier actividad física que nos motive o guste hacer. Ése es, o debería ser, el lugar del cardio, por mucho que nos hayan querido y nos quieran hacer ver otra cosa, sea por algún tipo de interés mercantil, por desconocimiento o por alguna mala interpretación.

En definitiva, hacer cardio no por gusto o motivación (atendiendo también a los riesgos que pueden acompañar y se deben asumir), sino pensando que se está incidiendo de forma directa sobre el corazón o el sistema cardiovascular, que se está mejorando la capacidad aeróbica, que se está fomentando un mayor consumo calórico o una mayor oxidación de las grasas dispuestas en el tejido adiposo, que se está ganando mayor resistencia o se está buscando el ser más funcional, no es lo más correcto. No sé si llegar a decir que sería un error, quizá sea una expresión muy contundente, pero sí puedo asegurarte que esos aspectos no son como consecuencia de hacer cardio, ni su práctica es la forma más segura y eficiente de abordarlos.

Sin más, me despido recordándote que ver la realidad, ser consciente de ella y poder pensar y tomar decisiones uno mismo a veces no es el camino más fácil ni el que lleva el pensamiento colectivo. Pero, como dice un refrán popular, «sólo los peces muertos siguen la corriente».

# Notas

## 1. Cardio, salud y fitness

1. McGuff, Doug; y Little, John, *Body by science*, McGraw Hill, 2008.

## 2. Definir el cardio

1. McGuff, Doug; y Little, John, *op. cit.*
2. McGuff, Doug; y Little, John, *op. cit.*

## 3. El cardio y una mayor resistencia

1. Schmidt, Richard A.; y Lee, Timothy, *Motor learning and performance*, Human Kinetics, 1991.

## 4. El cardio y una mayor transferencia

1. Schmidt, Richard A.; y Lee, Timothy, *op. cit.*

## 6. El cardio y un mejor sistema cardiovascular

1. Benjamin, Emelia J. *et al.*, «Heart Disease and Stroke Statistics–2018 update: a report from the American Heart Association», *Circulation*, 137, 12 (2018), pp. e67-e492.

2. Heidenreich, Paul A. *et al.*, «Forecasting the future of cardiovascular disease in the United States: a policy statement from the American Heart Association», *Circulation*, 123, 8 (2011), pp. 933-944.

3. Chen, Yaoyu *et al.*, «Genetic and genomic insights into the molecular basis of atherosclerosis», *Cell Metabolism*, 6, 3 (2007), pp. 164-179.

4. Re, Richard N., «Obesity-related hypertension», *Ochsner Journal*, 9, 3 (2009), pp. 133-136.

5. Halade, Ganesh V.; y Vasundhara, Kain, «Obesity and cardiometabolic defects in heart failure pathology», *Comprehensive Physiology*, 7, 4 (2017), p. 1463.

6. Friedman, Daniel J. *et al.*, «Pericardial fat is associated with atrial conduction: the Framingham Heart Study», *Journal of the American Heart Association*, 2014.

7. Harmancey, Romain; Wilson, Christopher R.; y Taegtmeyer, Heinrich, «Adaptation and maladaptation of the heart in obesity», *Hypertension*, 52, 2 (2008), pp. 181-187.

8. Abel, E. Dale; Litwin, Sheldon E.; y Sweeney, Gary, «Cardiac remodeling in obesity», *Physiological Reviews*, 88, 2 (2008), pp. 389-419.

9. Fukushima, Arata; y Lopaschuk, Gary D., «Cardiac fatty acid oxidation in heart failure associated with obesity and diabetes», *Biochimica et Biophysica Acta (BBA)-Molecular and Cell Biology of Lipids*, 1861, 10 (2016), pp. 1525-1534.

10. Park, Tae-Sik *et al.*, «Lipids in the heart: a source of fuel and a source of toxins», *Current Opinion in Lipidology*, 18, 3 (2007), pp. 277-282.

11. Li, Jie *et al.*, «Metabolic changes in spontaneously hypertensive rat hearts precede cardiac dysfunction and left ventricular hypertrophy», *Journal of the American Heart Association*, 8, 4 (2019), p. e010926.

12. Kivimäki, Mika *et al.*, «Overweight. obesity, and risk of cardiometabolic multimorbidity: pooled analysis of individual-level data for 120 813 adults from 16 cohort studies from the USA and Europe», *The Lancet Public Health*, 2, 6 (2017), pp. e277-e285.

13. Tedgui, A.; y Mallat, Z., «Formation de la plaque athéroscléreuse [Atherosclerotic plaque formation]», *La Revue du Praticien*, 49, 19 (1999), pp. 2081-2086.

14. Libby, Peter, «Inflammation and cardiovascular disease mechanisms», *The American Journal of Clinical Nutrition*, 83, 2 (2006), pp. 456S-460S.

15. Bentzon, Jacob F. *et al.*, «Mechanisms of plaque formation and rupture», *Circulation Research*, 114, 12 (2014), pp. 1852-1866.

16. Tsoupras, Alexandros; Lordan, Ronan; y Zabetakis, Ioannis, «Inflammation, not cholesterol, is a cause of chronic disease», *Nutrients*, 10, 5 (2018), p. 604.

17. Patzelt, Johannes; Verschoor, Admar; y Langerm Harald F., «Platelets and the complement cascade in aterosclerosis», *Frontiers in Physiology*, 6 (2015), p. 49.

18. Thygesen, Kristian *et al.*, «Third universal definition of myocardial infarction», *European Heart Journal*, 33, 20 (2012), pp. 2551-2567.

19. Diwan, Abhinav; y Dorn, Gerald W., «Decompensation of cardiac hypertrophy: cellular mechanisms and novel therapeutic targets», *Physiology*, 22, 1 (2007), pp. 56-64.

20. Harada, Kazuhiro *et al.*, «Impact of skeletal muscle mass on long-term adverse cardiovascular outcomes in patients with chronic kidney disease», *The American Journal of Cardiology*, 119, 8 (2017), pp. 1275-1280.

21. Ko, Byung-Joon, *et al.*, «Relationship between low relative muscle mass and coronary artery calcification in healthy adults», *Arteriosclerosis, Thrombosis, and Vascular Biology*, 36, 5 (2016), pp. 1016-1021.

22. Kamiya, Kentaro *et al.*, «Prognostic usefulness of arm and calf circumference in patients ≥ 65 years of age with cardiovascular disease», *The American Journal of Cardiology*, 119, 2 (2017), pp. 186-191.

23. Kinugasa, Yoshiharu; y Yamamoto, Kazuhiro, «The challenge of frailty and sarcopenia in heart failure with preserved ejection fraction», *Heart*, 103, 3 (2017), pp. 184-189.

24. Cadore, Eduardo Lusa; e Izquierdo, Mikel, «Exercise interventions in polypathological aging patients that coexist with diabetes mellitus: improving functional status and quality of life», *Age*, 37 (2015), pp. 1-13.

25. Cornelissen, Véronique A. *et al.*, «Impact of resistance training on blood pressure and other cardiovascular risk factors: a metaanalysis of randomized, controlled trials», *Hypertension*, 58, 5 (2011), pp. 950-958.

26. Siscovick, David S. *et al.*, «The incidence of primary cardiac arrest during vigorous exercise», *New England Journal of Medicine*, 311, 14 (1984), pp. 874-877.

27. La Gerche, Andre *et al.*, «Exercise-induced right ventricular dysfunction and structural remodelling in endurance athletes», *European Heart Journal*, 33, 8 (2012), pp. 998-1006.

28. Galderisi, Maurizio *et al.*, «The multi-modality cardiac imaging approach to the Athlete's heart: an expert consensus of the European Association of Cardiovascular Imaging», *European Heart Journal-Cardiovascular Imaging*, 16, 4 (2015), p. 353.

29. Bernardo, Bianca C. *et al.*, «Molecular distinction between physiological and pathological cardiac hypertrophy: experimental findings and therapeutic strategies», *Pharmacology & Therapeutics*, 128, 1 (2010), pp. 191-227.

30. Vatner, Stephen F., «Reduced subendocardial myocardial perfusion as one mechanism for congestive heart failure», *The American Journal of Cardiology*, 62, 8 (1988), pp. 94E-98E.

31. Shiojima, Ichiro *et al.*, «Disruption of coordinated cardiac hypertrophy and angiogenesis contributes to the transition to heart failure», *The Journal of Clinical Investigation*, 115, 8 (2005), pp. 2108-2118.

32. La Gerche, Andre *et al.*, *op. cit.*

33. D'Andrea, Antonello *et al.*, «Left atrial volume index in healthy subjects: clinical and echocardiographic correlates», *Echocardiography*, 30, 9 (2013), pp. 1001-1007.

34. Heidbuchel, Hein *et al.*, «High prevalence of right ventricular involvement in endurance athletes with ventricular arrhythmias. Role of an electrophysiologic study in risk stratification», *European Heart Journal*, 24, 16 (2003), pp. 1473-1480.

35. Corrado, Domenico *et al.*, «Does sports activity enhance the risk of sudden death in adolescents and young adults?», *The Journal of American College of Cardiology*, 42, 11 (2003), pp. 1959-1963.

36. Corrado, Domenico *et al.*, «Implantable cardioverterdefibrillator therapy for prevention of sudden death in patients with arrhythmogenic right ventricular cardiomyopathy/dysplasia», *Circulation*, 108, 25 (2003), pp. 3084-3091.

37. James, Cynthia A. *et al.*, «Exercise increases age-related penetrance and arrhythmic risk in arrhythmogenic right ventricular dysplasia/cardiomyopathy-associated desmosomal mutation carriers», *The Journal of American College of Cardiology*, 62, 14 (2013), pp. 1290-1297.

38. Sawant, Abhishek C. *et al.*, «Exercise has a disproportionate role in the pathogenesis of arrhythmogenic right ventricular dysplasia/car-

diomyopathy in patients without desmosomal mutations», *Journal of the American Heart Association*, 3, 6 (2014), p. e001471.

39. La Gerche, A. *et al.*, «Lower than expected desmosomal gene mutation prevalence in endurance athletes with complex ventricular arrhythmias of right ventricular origin», *Heart*, 96, 16 (2010), pp. 1268-1274.

40. Silverman, Mark E., «A view from the millennium: the practice of cardiology circa 1950 and thereafter», *The Journal of American College of Cardiology*, 33, 5 (1999), pp. 1141-1151.

41. Ades, Philip A. *et al.*, «Cardiac rehabilitation exercise and self-care for chronic heart failure», *JACC Heart Failure*, 1, 6 (2013), pp. 540-547.

42. Taylor, Rod S. *et al.*, «Exercise-based rehabilitation for heart failure», Cochrane Database of Systematic Reviews, 4 (2014).

43. Haq, Muhammad Asrar Ul, *et al.*, «Clinical utility of exercise training in heart failure with reduced and preserved ejection fraction», *Clinical Medicine Insights: Cardiology*, 9 (2015), p. CMC-S21372.

44. Ellingsen, Øyvind *et al.*, «High-intensity interval training in patients with heart failure with reduced ejection fraction», *Circulation*, 135, 9 (2017), pp. 839-849.

45. Angadi, Siddhartha S. *et al.*, «High-intensity interval training vs. moderate-intensity continuous exercise training in heart failure with preserved ejection fraction: a pilot study», *Journal of Applied Physiology*, 119, 6 (2015), pp. 753-758.

46. Kasapis, Christos; y Thompson, Paul D., «The effects of physical activity on serum Creactive protein and inflammatory markers - A systematic review», *The Journal of American College of Cardiology*, 45, 10 (2005), pp. 1563-1569.

47. Haq, Muhammad Asrar Ul *et al.*, *op. cit.*

48. Stanford, Kristin I.; y Goodyear, Laurie J., «Exercise regulation of adipose tissue», *Adipocyte*, 5, 2 (2016), pp. 153-162.

49. Lundby, Carsten; y Jacobs, Robert A., «Adaptations of skeletal muscle mitochondria to exercise training», *Experimental Physiology*, 101, 1 (2016), pp. 17-22.

50. Vega, Rick B. *et al.*, «Molecular mechanisms underlying cardiac adaptation to exercise», *Cell Metabolism*, 25, 5 (2017), pp. 1012-1026.

51. Hoier, Birgitte; y Hellsten, Ylva, «Exercise-induced capillary growth in human skeletal muscle and the dynamics of VEGF», *Microcirculation*, 21, 4 (2014), pp. 301-314.

52. Borges, Juliana Pereira; y da Silva Verdoorn, Karine, «Cardiac ischemia/reperfusion injury: the beneficial effects of exercise», *Advances in Experimental Medicine and Biology*, 999 (2017), pp. 155-179.

53. Che, Lin; y Li, Dong, «The effects of exercise on cardiovascular biomarkers: new Insights, recent data, and applications», *Advances in Experimental Medicine and Biology*, 999 (2017), pp. 43-53.

54. Duncker, Dirk J.; y Bache, Robert J., «Regulation of coronary blood flow during exercise», *Physiological Reviews*, 88, 3 (2008), pp. 1009-1086.

55. Haykowsky, Mark *et al.*, «A meta-analysis of the effects of exercise training on left ventricular remodeling following myocardial infarction: start early and go longer for greatest exercise benefits on remodeling», *Trials*, 12 (2011), pp. 1-8.

56. Prior, Barry M.; Yang, H. T.; y Terjung, Ronald L., «What makes vessels grow with exercise training?», *Journal of Applied Physiology*, 97, 3 (2004), pp. 1119-1128.

57. Olver, T. Dylan; Ferguson, Brian S.; y Laughlin, M. Harold, «Molecular mechanisms for exercise training-induced changes in vascular structure and function: skeletal muscle, cardiac muscle, and the brain», *Progress in Molecular Biology and Translational Science*, 135 (2015), pp. 227-257.

58. Zornoff, Leonardo AM *et al.*, «Right ventricular dysfunction and risk of heart failure and mortality after myocardial infarction», *The Journal of American College of Cardiology*, 39, 9 (2002), pp. 1450-1455.

59. Kusunose, Kenya *et al.*, «Prognostic significance of exercise-induced right ventricular dysfunction in asymptomatic degenerative mitral regurgitation», *Circulation: Cardiovascuar Imaging*, 6, 2 (2013), pp. 167-176.

60. La Gerche, Andre, *et al.*, «Biochemical and functional abnormalities of left and right ventricular function after ultra-endurance exercise», *Heart*, 94, 7 (2008), pp. 860-866.

61. La Gerche, Andre *et al.*, «Disproportionate exercise load and remodeling of the athlete's right ventricle», *Medicine and Science in Sports and Exercise*, 43, 6 (2011), pp. 974-981.

62. La Gerche, Andre; Roberst, Timothy; y Claessen, Guido, «The response of the pulmonary circulation and right ventricle to exercise: exercise induced right ventricular dysfunction and structural remodeling in endurance athletes (Grover Conference series, 2013)», *Pulmonary Circulation*, 4, 3 (2014), pp. 407-416.

63. Heidbuchel, Hein *et al.*, *op. cit.*

64. Oxborough, David *et al.*, «Dilatation and dysfunction of the right ventricle immediately after ultraendurance exercise: exploratory insights from conventional two-dimensional and speckle tracking echocardiography», *Circulation: Cardiovascular Imaging*, 4, 3 (2011), pp. 253-263.

65. La Gerche, Andre *et al.*, «Exercise-induced right ventricular dysfunction and structural remodelling in endurance athletes», *European Heart Journal*, 33, 8 (2012), pp. 998-1006.

66. Lundby, Carsten; y Jacobs, Robert A., «Adaptations of skeletal muscle mitochondria to exercise training», *Experimental Physiology*, 101, 1 (2016), pp. 17-22.

67. Kolwicz Jr.; y Stephen C., «An "exercise" in cardiac metabolism», *Frontiers in Cardiovascular Medicine*, 5 (2018), p. 66.

68. Bloomer, Richard J. *et al.*, «Effects of acute aerobic and anaerobic exercise on blood markers of oxidative stress», *The Journal of Strength & Conditioning Research*, 19, 2 (2005), pp. 276-285.

69. Dregan, Alex *et al.*, «Chronic inflammatory disorders and risk of type 2 diabetes mellitus, coronary heart disease, and stroke: a population-based cohort study», *Circulation*, 130, 10 (2014), pp. 837-844.

70. Kaptoge, Stephen *et al.*, «Inflammatory cytokines and risk of coronary heart disease: new prospective study and updated meta-analysis», *European Heart Journal*, 35, 9 (2014), pp. 578-589.

71. Liu, Chenxiao *et al.*, «Adiponectin, TNF-α and inflammatory cytokines and risk of type 2 diabetes: a systematic review and meta-analysis», *Cytokine*, 86 (2016), pp. 100-109.

72. Fuster, Jose J. *et al.*, «Obesity induced changes in adipose tissue microenvironment and their impact on cardiovascular disease», *Circulation Research*, 118, 11 (2016), pp. 1786-1807.

73. Pedersen, Bente K.; y Fischer, Christian P., «Beneficial health effects of exercise - the role of IL-6 as a myokine», *Trends in Pharmacology Sciences*, 28, 4 (2007), pp. 152-156.

74. Chen, Yin-Ling *et al.*, «Correlation between serum interleukin-6 level and type 1 diabetes mellitus: a systematic review and meta-analysis», *Cytokine*, 94 (2017), pp. 14-20.

75. Zhang, Bo *et al.*, «Correlative association of interleukin-6 with intima media thickness: a meta-analysis», *International Journal Clinical and Experimental Medicine*, 8, 3 (2015), pp. 4731.

76. Li, Honghong; Liu, Wenjuan; y Xie, Jiemei «Circulating interleukin-6 levels and cardiovascular and all-cause mortality in the elderly population: a meta-analysis», *Archives of Gerontology and Geriatrics*, 73 (2017), pp. 257-262.

77. Fischer, Christian P., «Interleukin-6 in acute exercise and training: what is the biological relevance?», *Exercise Immunology Review*, 12 (2006), pp. 6-33.

78. Ostrowski, Kenneth; Schjerling Peter; y Pedersen, Bente Klarlund, «Physical activity and plasma interleukin-6 in humans — effect of intensity of exercise», *European Journal of Applied Physiology*, 83 (2000), pp. 512-515.

79. Pedersen, Bente Klarlund; y Febbraio Mark A., «Muscle as an endocrine organ: focus on muscle-derived interleukin-6», *Physiological Reviews*, 88, 4 (2008), pp. 1379-1406.

80. Lambernd, S. *et al.*, «Contractile activity of human skeletal muscle cells prevents insulin resistance by inhibiting pro-inflammatory signalling pathways», *Diabetologia*, 55 (2012), pp. 1128-1139.

81. Ellingsgaard, Helga *et al.*, «Interleukin-6 enhances insulin secretion by increasing glucagonlike peptide-1 secretion from L cells and alpha cells», *Nature Medicine*, 17, 11 (2011), pp. 1481-1489.

82. Keller, Charlotte *et al.*, «Differential regulation of IL-6 and TNF-alpha via calcineurin in human skeletal muscle cells», *Cytokine*, 36, 3-4 (2006), pp. 141-147.

83. Kleinbongard, Petra; Heusch, Gerd; y Schulz, Rainer, «TNFalpha in atherosclerosis, myocardial ischemia/reperfusion and heart failure», *Pharmacology & Therapeutics*, 127, 3 (2010), pp. 295-314.

84. Yuasa, Daisuke *et al.*, «C1q/TNF-related protein-1 functions to protect against acute ischemic injury in the heart», *The FASEB Journal*, 30, 3 (2016), pp. 1065-1075.

85. Oshima, Yuichi *et al.*, «Follistatin-like 1 is an Akt-regulated cardioprotective factor that is secreted by the heart», *Circulation*, 117, 24 (2008), pp. 3099-3108.

86. Maruyama, Sonomi *et al.*, «Follistatin-like 1 promotes cardiac fibroblast activation and protects the heart from rupture», *EMBO Molecular Medicine*, 8, 8 (2016), pp. 949-966.

87. Matthews, Vance B., *et al.*, «Brain-derived neurotrophic factor is produced by skeletal muscle cells in response to contraction and enhances fat oxidation via activation of AMP-activated protein kinase», *Diabetologia*, 52 (2009), pp. 1409-1418.

88. Joki, Yusuke, *et al.*, «Neuron-derived neurotrophic factor ameliorates adverse cardiac remodeling after experimental myocardial infarction», *Circulation: Heart Failure*, 8, 2 (2015), pp. 342-351.

## 7. El cardio y la mejora aeróbica

1. Turcotte, Lorraine P.; Kiens, Bente; y Richter, Erik A., «Saturation kinetics of palmitate uptake in perfused skeletal muscle», *FEBS letters*, 279, 2 (1991), pp. 327-329.

2. Merino Pérez, Jesús; y Noriega Borge, María José, «Fisiología general: vías metabólicas de degradación», Universidad de Cantabria.

3. Ribas, Juan, «Lactato: De indeseable a valioso metabolito. El papel de la producción de lactato en la regulación de la excitabilidad durante altas demandas de potencia en las fibras musculares», *Archivos de Medicina del Deporte*, (2010), pp. 211-230.

## 8. El cardio y «quemar» grasa

1. Romijn, Johannes A. *et al.*, «Regulation of endogeneous fat and carbohydrate metabolism in relation to exercise intensity and duration», *American Journal of Physiology-Endocrinology and Metabolism*, 265, 3 (1993), pp. E380-E391.

2. Romijn, Johannes A. *et al.*, «Relationship between fatty acid delivery and fatty acid oxidation during strenuous exercise», *Journal of Applied Physiology*, 79, 6 (1995), pp. 1939-1945.

3. Arner, Peter *et al.*, «Adrenergic regulation of lipolysis in situ at rest and during exercise», *The Journal of Clinical Investigation*, 85, 3 (1990), pp. 893-898.

4. Hodgetts, Vanessa *et al.*, «Factors controlling fat mobilization from human subcuaneous adipose tissue during exercise», *Journal of Applied Physiology*, 71, 2 (1991), pp. 445-451.

5. Zuntz, N., «Über die Bedeutung der verschiedenen Nährstoffe als Erzeuger der Muskelkraft», *Archiv für die gesamte Physiologie des Menschen und der Tiere*, 83, 10 (1901), pp. 557-571.

6. Zuntz, N., «Über die Rolle des Zuckers im thierischen Stoffwechsel», *Archives of Physiology and Biochemistry*, 6 (1896), pp. 538-577.

7. Krogh, August; y Lindhard, Johannes, «The relative value of fat

and carbohydrate as sources of muscular energy», *Biochemical Journal*, 14, 3-4 (1920), p. 290.

8. Christensen, Erik H.; y Hansen, Ole, «Arbeitsfahigkeit and Ernahrung», *Skandinavisches Archiv für Physiologie*, 81, 1 (1939), pp. 160-171.

9. Randle, P. J. *et al.*, «The glucose fatty-acid cycle: its role in insulin sensitivity and the metabolic disturbances of diabetes mellitus», *The Lancet*, 281, 7285 (1963), pp. 785-789.

10. Ferrannini, Eleuterio *et al.*, «Effect of fatty acids on glucose production and utilization in mans», *The Journal of Clinical Investigation*, 72, 5 (1983), pp. 1737-1747.

11. Walker, M. *et al.*, «Effect of glycemia and nonesterified fatty acids on forearm muscle glucose uptake in normal humans», *American Journal of Physiology-Endocrinology and Metabolism*, 261, 3 (1991), pp. E304-E311.

12. Wolfe, Bruce M. *et al.*, «Effect of elevated free fatty acids on glucose oxidation in normal humans», *Metabolism*, 37, 4 (1988), pp. 323-329.

13. Costill, D. L. *et al.*, «Lipid metabolism in skeletal muscle of endurance trained males and females», *Journal of Applied Physiology*, 47, 4 (1979), pp. 787-791.

14. Dyck, D. J. *et al.*, «Regulation of fat-carbohydrate interaction in skeletal muscle during intense aerobic cycling», *American Journal of Physiology-Endocrinology and Metabolism*, 265, 6 (1993), pp. E852-E859.

15. Hargreaves, M. *et al.*, «Skeletal muscle GLUT4 and glucose uptake during exercise in humans», Clinical Science and Molecular Medicine, 87, s1 (1994), pp. 67-67.

16. Romijn, Johannes A. *et al.*, «Relationship between fatty acid delivery and fatty acid oxidation during strenuous exercise», *Journal of Applied Physiology*, 79, 6 (1995), pp. 1939-1945.

17. Ravussin, Eric *et al.*, «Effect of elevated FFA on carbohydrate and lipid oxidation during prolonged exercise in humans», *Journal of Applied Physiology*, 60, 3 (1986), pp. 893-900.

18. Elavan, Ikram M.; y Winder, W. W., «Effect of glucose infusion on muscle malonyl-CoA during exercise», *Journal of Applied Physiology*, 70, 4 (1991), pp. 1495-1499.

19. Sidossis, Labros S., *et al.*, «Regulation of plasma fatty acid oxidation during low-and high-intensity exercise», *American Journal of*

*Physiology-Endocrinology and Metabolism*, 272, 6 (1997), pp. 1065-E1070.

20. Saha, Asish K.; Kurowski, Theodore G.; y Ruderman, Neil B., «A malonyl-CoA mechanism in muscle: effect of insulin, glucose, and denervation», *American Journal of Physiology-Endocrinology and Metabolism*, 269, 2 (1995), pp. E283-E289.

21. Krustrup, Peter *et al.*, «ATP and heat production in human skeletal muscle during dynamic exercise: higher efficiency of anaerobic than aerobic ATP resynthesis», *The Journal of Physiology*, 549, 1 (2003), pp. 255-269.

22. Martin III, W. H.; *et al.*, «Effect of endurance training on plasma free fatty acid turnover and oxidation during exercise», *American Journal of Physiology-Endocrinology And Metabolism*, 265, 5 (1993), pp. E708-E714.

23. Henriksson, Jan, «Training-induced adaptation of skeletal muscle and metabolism during submaximal exercise», *The Journal of Physiology*, 270, 3 (1977), pp. 661-675.

24. Jansson, Eva; y Kaijser, Lennart, «Substrate utilization and enzymes in skeletal muscle of extremely endurance-trained men», *Journal of Applied Physiology*, 62, 3 (1987), pp. 999-1005.

## 9. El cardio y un mayor gasto calórico

1. Pontzer, Herman *et al.*, «Constrained total energy expenditure and metabolic adaptation to physical activity in adult humans», *Current Biology*, 26, 3 (2016), pp. 410-417.

2. Bangsbo, J. *et al.*, «Anaerobic energy production and $O_2$ deficit-debt relationship during exhaustive exercise in humans», *The Journal of Physiology*, 422, 1 (1990), pp. 539-559.

3. Bahr, Roald; y Sejersted, Ole M., «Effect of intensity of exercise on excess postexercise $O_2$ consumption», *Metabolism*, 40, 8 (1991), pp. 836-841.

4. Phelian, Janalou Fragapane *et al.*, «Postexercise energy expenditure and substrate oxidation in young women resulting from exercise bouts of different intensity», *Journal of the American College of Nutrition*, 16, 2 (1997), pp. 140-146.

5. Smith, Jo; y McNaughton, Lars, «The effects of intensity of exercise on excess postexercice oxygen consumption and energy expenditure

in moderately trained men and women», *European Journal of Applied Physiology and Occupational Physiology*, 67 (1993), pp. 420-425.
6. McGuff, Doug; y Little, John, *op. cit.*
7. McGuff, Doug; y Little, John, *op. cit.*

## 10. El cardio y la salud emocional y psicológica

1. Thackeray, Milton G.; Skidmore, Rex Austin; y Farley O. William, *Introduction to mental health: field and practice*, Prentice Hall, 1979.
2. Center for Disease Control and Prevention, «Self-reported frequent mental distress among adults: United States, 1993-1996», *Morbidity and Mortality Weekly Report*, 1998.
3. Kessler, Ronald C. *et al.*, «Lifetime and 12-month prevalence of DSM-III-R psychiatric disorders in the United States: Results from the National Comorbidity Survey», *Archives of General Psychiatry*, 51, 1 (1994), pp. 8-19.
4. Robins, Lee N. *et al.*, «Lifetime prevalence of specific psychiatric disorders in three sites», *Archives of General Psychiatry*, 41, 10 (1984), pp. 949-958.
5. Weyerer, Siegfried; y Kupfer, Brigitte, «Physical exercise and psychological health», *Sports Medicine*, 17 (1994), pp. 108-116.
6. Stephens, Thomas, «Physical activity and mental health in the United States and Canada: evidence from four population surveys», *Preventive Medicine*, 17, 1 (1988), pp. 35-47.
7. Pierce, Edgar F.; y Pate, Donald W., «Mood alterations in older adults following acute exercise», *Perceptual and Motor Skills*, 79, 1 (1994), pp. 191-194.
8. Layman, Emma M., «Contributions of exercise and sports to mental health and social adjustment», *Science and Medicine of Exercise and Sports*, (1960), pp. 560-599.
9. Cureton, Thomas K. «Improvement of psychological states by means of exercise-*fitness* programs», *Journal of the Association for Physical and Mental Rehabilitation*, 17 (1963), pp. 14-17.
10. Morgan, William P., «Physical *fitness* and emotional health: a review», *American Corrective Therapy Journal*, 23, 4 (1969), pp. 124-127.
11. Knobloch, Jörg, «Psychologische aspekte des anwendung von

bewegung und sport in der rehabilitation» en *Einführung in die Sportpsychologie: Teil 2 Anwendungsfelder*, Hofmann Verlag, 2001.

12. Berger, Bonnie G.; y Owen, David R., «Stress reduction and mood enhancement in four exercise modes: swimming, body conditioning, hatha yoga and fencing», *Research Quarterly for Exercuse and Sport*, 59, 2 (1988), pp. 148-159.

13. DeVries, Herbert A., «Tranquilizer effects of exercise. A critical review», *Physical and Sports Medicine*, 9, 11 (1981), pp. 46-55.

14. Matheny, Kenneth B. *et al.*, «Stress coping: a quantitative and qualitative synthesis with implications for treatment», *The Counseling Psychologist*, 14, 4 (1986), pp. 499-549.

15. McDonald, David G.; y Hodgdon, James A., *Psychological effects of aerobic fitness training*, Springer-Verlag, 1991.

16. Kodis, J. *et al.*, «Changes in exercise capacity and lipids after clinic versus home-based aerobic training in coronary artery bypass graft surgery patients», *Journal of Cardiopulmory Reabilitation and Prevention*, 21, 1 (2001), pp. 31-36.

17. Dunn, Andrea L. *et al.*, «Six month physical activity and *fitness* changes in project active randomized trial», *Medicine and Science in Sports and Exercise*, 30, 7 (1998), pp. 1076-1083.

18. Blumenthal, James A. *et al.*, «Effects of exercise training on patients with mayor depression», *Archives of Internal Medicine*, 159, 19 (1999), pp. 2349-2356.

19. Weinberg, Robert S.; y Gould, Daniel, *Fundamentos de psicología del deporte y el ejercicio físico*, Ariel, 1996.

20. Moses, Jennifer *et al.*, «The effects of exercise training on mental well-being in the normal population: a controlled trial», *Journal of Psychosomatic Research*, 33, 1 (1989), pp. 47-61.

21. Petruzzello, Steven J. *et al.*, «A metaanalysis on the anxiety-reducing effects of acute and chronic exercise: outcomes and mechanisms», *Sports Medicine*, 11 (1991), pp. 143-182.

22. Bahrke, Michael S.; y Morgan, William P., «Anxiety reduction following exercise and mediation», *Cognitive Therapy and Research*, 2 (1978), pp. 323-333.

23. Raglin, John S.; y Morgan, William P., «Influence of exercise and quiet rest on state anxiety and blood pressure», *Medicine and Science in Sport and Exercise*, 19, 5 (1987), pp. 456-463.

24. Infante, Guillermo; Goñi Grandmontagne, Alfredo; y Villarroel Villamor, José Domingo. «Actividad física, autoconcepto físico y general

a lo largo de la edad adulta», *Revista de Psicología del Deporte*, 20, 2 (2011), pp. 0429-0444.

25. Sachs, Michael L. *The runner's high*, University of Nebraska Press, 1984.

26. Hinton, Elizabeth R.; y Taylor, Steven, «Does placebo response mediate runners' high?», *Perceptual and Motor Skills*, 62, 3 (1986), pp. 789-790.

## 11. Otras justificaciones

1. Olridge, N. B., «Adherence to adult exercise *fitness* programs», *Behavioral health: a handbook of health enhancement and disease prevention*, Wiley, 1984.

2. Epstein, Leonard H.; y Wing, Rena R., «Behavioral contracting: health behaviors», *Clinical Behavior Therapy Review*, 1, 3 (1979), pp. 3-22.

3. Ward, A.; y Morgan, W. P., «Adherence patterns of healthy men and women enrolled in an adult exercise program», *Journal of Cardiac Rehabilitation and Prevention*, 4 (1984), pp. 143-152.

4. King, Abby C. *et al.*, «Determinants of physical activity and interventions in adults», *Medicine and Science in Sports and Exercise*, 24, 6 (1992), pp. S221-S236.

5. Signorile, Joseph F., *Bending the aging curve*, Human Kinetics, 2011.

6. Harmon Brown, C., «Strength training for women: some hormonal considerations», *Track Coach*, 137 (1996).

## 12. El cardio, ¿algo esencial?

1. Newton, Isaac, *Philosophiae naturalis principia Mathematica*, 1687.

2. Newton, Isaac, *op. cit.*

3. McGuff, Doug; y Little, John, *op. cit.*

4. Burgomaster, Kirsten A. *et al.*, «Six sessions of sprint interval training increases muscle oxidative potential and cycle endurance capacity in humans», *Journal of Applied Physiology*, 98, 6 (2005), pp. 1985-1990.

5. Gibala, Martin J. *et al.*, «Short-term sprint interval versus traditional endurance training: similar initial adaptations in human skeletal muscle and exercise performance», *The Journal of Physiology*, 575, 3 (2006), pp. 901-911.

6. Kenyon, Gerald S., «A conceptual model for characterizing physical activity», *Research quarterly, american association for health, physical education and recreation*, 39, 1 (1968), pp. 96-105.